ビジュアル版 介護予防 マニュアル 4

楽しく続ける

栄養改善のアクティビティ

財団法人 東京都高齢者研究・福祉振興財団／監修

人間総合科学大学 人間科学部 健康栄養学科 教授
熊谷　修／著

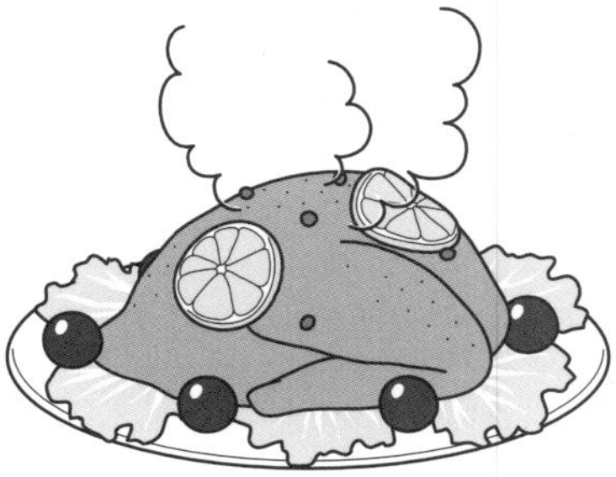

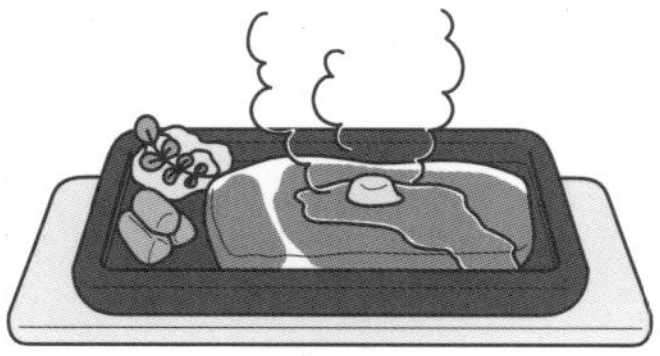

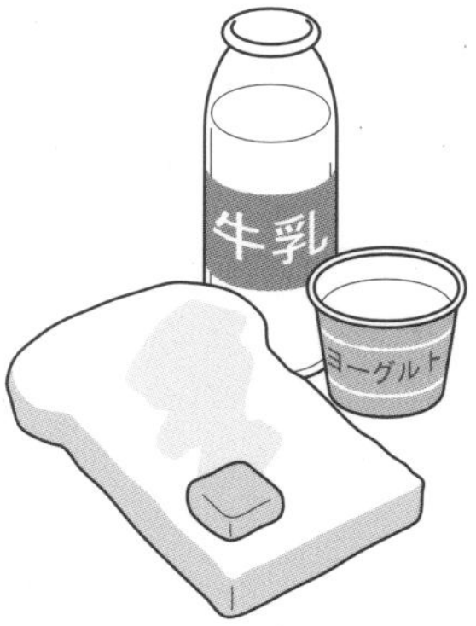

【はじめに】

著者からのメッセージ

高齢者の健康状態の良否を決めているのは、病気ではなく体に訪れる老化そのものです。高齢期では老化の進む速度をできる限り遅くすれば、さまざまな病気が予防でき、そして要介護を予防できるのです。

老化を遅らせることに有効な「科学的な手立て」が、いくつかはっきりしてきました。その手立ての中で最も大切なのが、食生活に対するものです。筋肉を鍛え上げるプログラムを行なう前に、まず体の栄養状態を高めておかないと、十分な効果を期待できないことも明らかになってきました。

本書は、著者が長年取り組んできた「高齢者の栄養問題を解決する手段開発のための研究データ」を満載し、介護予防「栄養改善事業」に対する理解を深め、専門家はもとより地域で元気に暮らしている高齢者の方々もすぐに実践できるよう、非常に分かりやすくまとめています。

高齢者の栄養問題を解決するために「科学的検証を経て具体的な手段方法を詳細に示した」、わが国で最初の書です。

熊谷　修（人間総合科学大学 人間科学部 健康栄養学科 教授）

【本書の特長と使い方】

本シリーズは、介護予防について豊富な研究データと実績を誇る東京都老人総合研究所が編著に関わった、本格的な『介護予防マニュアル』です。財団法人 東京都高齢者研究・福祉振興財団によるベストセラー『介護予防完全マニュアル』『続・介護予防完全マニュアル』をテーマごとに分かりやすくビジュアル化し、すぐに介護予防プログラムの実施に移行できる構成をとっています。

本書では、要介護の大きな原因となっている“低栄養”に焦点を当て、「栄養改善活動（低栄養予防活動）」の本質に迫っています。「栄養改善活動」の全体像をとらえるための信頼できるデータとアクティビティ例を豊富に掲載しており、実際の活動に活用しやすい構成です。

今後、“予防”重視となる介護保険に対応していくために、介護に関わる全ての方に役立つ内容となっています。

■楽しく続けるために（本書の構成上の工夫）■

①ただのアクティビティの羅列ではなく、「栄養改善プログラム」として自由に構成しやすい！

●序章「栄養改善プログラムの流れ」（P13）から、介護予防プログラムとしての概要・流れを把握して下さい。そして流れに当てはまるよう自由にサイクルを組むなどして、「栄養改善活動」の実施に備えます。

- 本章第1章よりアクティビティを自由に1種
- 本章第2章よりアクティビティを自由に1種
- 本章第3章よりアクティビティを自由に1種
- 料理実践教室を1回(独自で工夫を試みてください)

それぞれを週に1回、上記の4回で1ヶ月のサイクルとし、全24回・半年間のプログラムを作成することが可能です。

②データ・基礎知識と併せてアクティビティを行なうことで、参加意欲を向上させ、積極性を引き出す！

●アクティビティと併せて、信頼できるデータや、アクティビティのバックボーンとなる基礎知識を本書の随所に掲載しています。科学的情報とアクティビティの実施法とを一緒に確認でき、活動の効果を飛躍的に向上させることが可能です。

■信頼できるデータ・情報を豊富に掲載■

①介入研究などから導き出された、信頼できるデータ・情報が、アクティビティの説得力を増す！

●本書では栄養改善に関して介入研究により導きだしたデータ・情報を多数掲載しています。客観的なデータ・情報を栄養改善活動前のレクチャー時に提示・提供することで、アクティビティに対する理解度が高まります。

②統計データはコピー配布が可能なように、大きく掲載！

●栄養改善活動への理解を促すために、統計データや図表はコピー配布が可能なよう大きめに掲載しています。客観的な数字とその推移によって、低栄養の問題点などが浮き彫りになります。これらのデータ・図表の意味をしっかりと把握したうえで栄養改善活動を行なうからこそ、高い効果を期待できるのです。

（図表中の『※※p＜0.01（例）』は、統計用語の「有意確率」です。この数値は「誤っている確率」で、つまり数値が小さいほど、統計データの信ぴょう性が増します）

③誰もが分かりやすいデータ・図表

●本書に掲載しているデータ・図表は、どれもシンプルで読み解きやすく、誰もが理解できる内容となっています。専門家でないと読み解けない、といった難しいものではありませんので、安心して栄養改善活動などで提示・提供してください。

【目次】

本文イラスト／松本奈緒美・レイアウト. 編集協力／堤谷孝人、堤谷千尋・協力／渡　宏・企画編集／安藤憲志

序章：「栄養改善」とは

「栄養改善（低栄養予防）」と「生活習慣病予防」は異なります。
「老化そのもの」を制御している体の栄養状態を良好に保っていれば、要介護状態になるのを予防でき、いつまでも元気に過ごすことが可能となります。

老化を先送りするための「栄養改善」

●「栄養改善」は逆転の発想から！

「生活習慣病」予防のためにと広く普及している食生活情報を介護予防「栄養改善」活動にそのままあてはめて行なっても、思うような効果があげられない可能性のあることを、まず理解しなければなりません。

高齢期は、栄養改善によって「老化そのもの」を先送りすればさまざまな病気が予防でき、長く付き合ってきた病気のコントロールもできて、要介護状態が予防可能になるのです。

中年期や熟年期においては「老化そのもの」が健康の問題とはなりません。そのため、生活習慣病予防が最優先の課題となります。一方、高齢期においては本質的に病気とは全く異なる体の「老化そのもの」に着目しなければなりません。「どのようにして老化の進行を遅らせるか！」この目標を達成するためには、ライフステージごとに健康目標を明確にした食の手立てが必要なのです。そして、いかなる食生活が必要なのか、それを科学的データに基づき進めていくのが「栄養改善」活動なのです。本書では科学的に信頼できるデータを多数掲載しています。

中年期や熟年期の食生活に関する常識を、高齢期には正反対と言ってよいほど変えていただかなくてはなりません。生活習慣病予防のために、高齢期までは「肉」や「脂」を控えるよう助言されてきたことでしょう。ですが、高齢期には、「肉」や「脂」を積極的に摂取すべきなのです。粗食ではダメなのです！ 老化の速度は「体の栄養状態」によってコントロールされているのです！

●体の栄養状態を良好にすることが大切

「平均71歳の自立した高齢者約300名」を8年間にわたって追跡調査を行ない、筋力の総合指標の一つである「最大歩行速度の加齢変化に関連する要因」を分析したところ、血清アルブミン値（体の栄養指標・老化指標）の低い人ほど歩く速さの衰えの大きいことが分かりました（※P14に「10m最大歩行速度の測定方法」を掲載しています）。

この関係は、初回調査の時に歩く速さが速かろうが遅かろうが、運動・スポーツ習慣があろうがなかろうが、関係なく非常に強い直線的な関係でした。

つまりこれを簡単に言い換えると、筋力を鍛え上げることなどをしなくても、体の栄養状態を良好に維持していさえすれば、加齢に伴う筋力の低下は最小限に抑えることができる、ということなのです（P6の図表1）。

●なぜ、栄養改善（低栄養予防）が栄養改善事業として導入されたか

この研究成果は、老化がいかに体の栄養状態によってコントロールされているかを如実に示しています。実は、介護予防サービスに栄養改善事業が導入されるきっかけを作った

●血清アルブミン値の低い人（栄養状態の悪い人）ほど（4.0g/dl以下）、
歩く速度の衰えが著しいことが分かります（＝歩行に時間がかかる）。

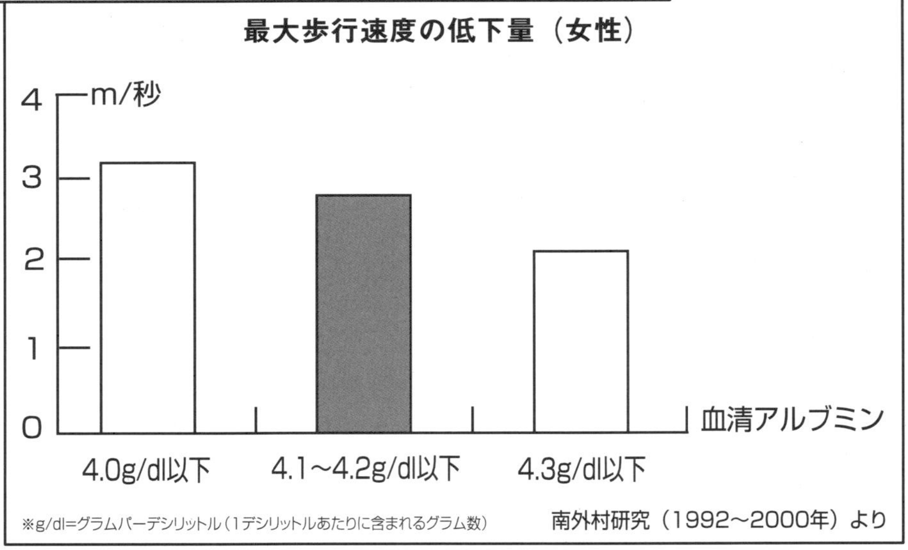

（図表1）体の栄養状態と体力低下の関係

熊谷修他：日本公衆衛生雑誌 49,（suppl）776,2002.

のが、当研究データなのです。

栄養改善事業（予防給付サービス）の対象となる低栄養高齢者を特定する基準（クリティカルライン）は、老化研究に基づけば血清アルブミン値が3.8g/dl以下が科学的に妥当と考えられます。

しかし、注目しなければならないのは、前述した関係（上の図表1）がクリティカルラインをかなり上回った血清アルブミンの水準（4.0g/dl以上）で認められている点です。必ずしも臨床医学的に体の栄養状態が悪いとされる水準でなくとも、血清アルブミン値が高い高齢者ほど、筋力の低下がわずかで済んでいるということです（老化が遅いということ）。血清アルブミン値は高く維持すべきなのです。

●「生活習慣病予防の食情報」からの脱却を！

この飽食の時代に、どうして栄養改善（低栄養予防）か？と思っておられる方々、ならびに生活習慣病予防のための食生活情報のみに着目し「お年寄りは長寿のために粗食が良い」などと考えておられる保健スタッフの方々、その考えを見直してみませんか。

高齢者の方々を、生活習慣病予防の食生活情報から解き放つのが介護予防「栄養改善事業」（低栄養予防）なのです！

●余暇活動や創作も「栄養改善」に深く関わる

高齢期の余暇活動や創作など、日常生活を楽しむことに必要な生活機能（「知的能動性」状況対応の水準の高次生活機能（※詳しくはP16の★印部分を参照）：地域で独立した生活を営むために求められる能力）の加齢低下を予防するにはどのような食生活をすれば良いのか解明することができました[1)]。高齢者600名あまりを2年間追跡して明らかにしたもので、その結果がP7の図表2です。

この図表2は食品摂取頻度パタンごとに、知的能動性（P70～73に具体的な活動例を掲載）が低下する危険率を示しています。数値が1.0以下であることは、高頻度に摂取する群は、低頻度な群より低下する危険率が低い、と読み取ればよいのです。

●肉類・牛乳・油脂類を高頻度に摂取する食パタンの相対危険率が低く、知的能動性の能力低下を予防している。

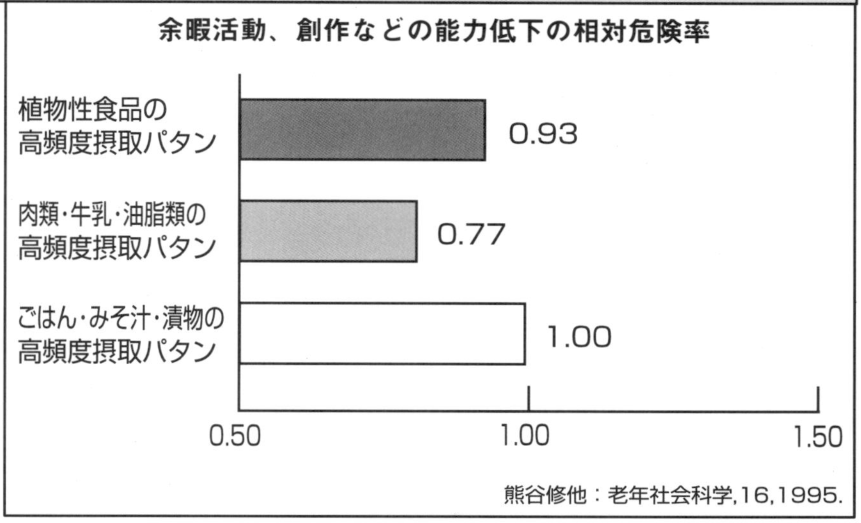

（図表2）高次生活機能「知的能動性」の変化と食品摂取頻度パタンの関連「性・年齢・学歴・ベースラインの『知的能動性』得点」調整変数

熊谷修他：老年社会科学,16,1995.

※この図表2、P33「寝たきりを予防するには肉をよく食べる習慣が必須」であることを説明する図表としても要参考

これにより、「肉類・牛乳・油脂類を高頻度に摂取する」パタンの危険率が低いことが分かります。

また、これに加えてP8の図表3では、知的能動性（P70～73に具体的な活動例を掲載）だけではなく手段的自立、社会的役割（P74・75に具体的な活動例を掲載）を含めた高次生活機能（詳しくはP16の★印部分を参照）の総合的な自立度との関連を分析してみると、「肉・卵・油脂類を高頻度に摂取する」パタンが低下を予防しているのが分かります[2)]。

これらの結果から、肉類や卵、牛乳などの動物性タンパク質食品と油脂類をよく摂取する高齢者ほど、高次生活機能の障害リスクが低いと言えるのです[3)]。

そしてこの関係は、都市部・農村部関わりなく、日本の高齢者全体に認められるものなのです。

●栄養と運動の組み合わせが大切

食品摂取習慣と運動習慣を改善し、健康水準をさらに上げ、自立高齢者の老化を先送りして要介護状態を予防するための複合介入プログラム「TAKE10！®」が、非営利活動法人国際生命科学協会健康推進センター（ILSI CHP問い合わせ電話番号：03-5215-3535）から発表されています。

このような複合プログラムは、これまでわが国にはありませんでした。「TAKE10！®」プログラムは、地域保健活動で実践推進することにより、高齢者の加齢に伴う運動習慣の消失が防がれ、歩行速度を維持でき、食品摂取の多様性も促されることが、地域介入研究により実証されています。

自立高齢者の健康を維持増進するための「科学的評価を経た運動と栄養に関する複合介入プログラム」として推奨できるでしょう。実際に、新しい介護予防サービス事業「地域支援事業」に最適であり、試みる自治体が増え始めているのです。

●高次生活機能の総合的な自立度との関連を分析してみると、図表2と同様に「肉・卵・油脂類を高頻度に摂取する」パタンが最も高次生活機能低下を予防しているのが分かる。

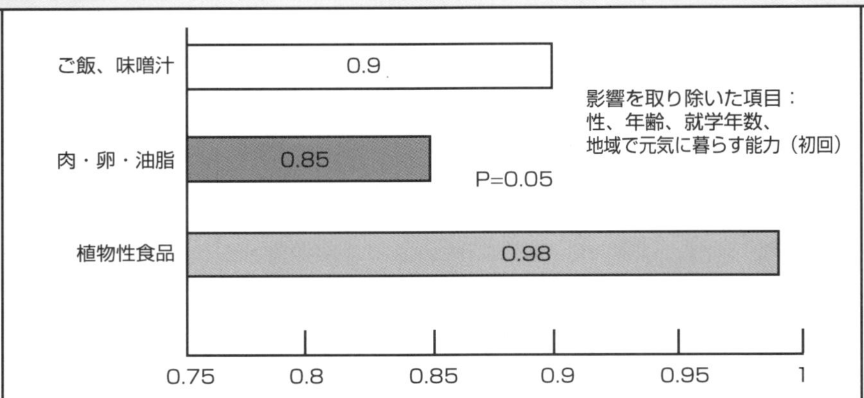

老研式活動能力指標総合点（地域で元気に暮らす能力）の得点の低下を肉、卵、油脂類をよく食べることが予防している。※南外村高齢者の2年間の追跡調査（1992〜1994）

（図表3）食品摂取パタンと高次生活機能低下の関係

熊谷修：老化への挑戦―低栄養予防大作戦―,NHKスペシャル,65歳からの食卓,pp149-188,NHK出版,2004,東京.

参考文献
1）熊谷修他：地域高齢者の食品摂取パタンの生活機能「知的能動性」の変化に及ぼす影響,老年社会科学,16,146-155,1995.
2）熊谷修:「栄養日本」4-15,2005,5,Vol48.
3）熊谷修:老化への挑戦―低栄養予防大作戦―,NHKスペシャル,65歳からの食卓,pp149-188,NHK出版,2004,東京.

●老化は何歳から目立ちだすのか？（70歳から75歳付近で生じる歩行速度の衰え）～＜老化は歩行速度に映し出される＞～

ところで、高齢者とは何歳以上をさすのか？この疑問はよく耳にします。答えを「老化が体に大きな影響を及ぼし、目立ち始めるのはいったい、何歳頃からなのでしょう？」という疑問に置き換えて、ここで整理してみましょう。

約1,000名の高齢者の最大歩行速度に関して、年齢階級ごとの比較を見てみます（下の図表4を参照）。この図表は、高齢者の最大歩行速度の年齢階級ごとの水準差が、70歳～と75歳～の間で著しく表れることを示しており、70歳から75歳付近で歩行速度の急速な低下が起こることが分かります。

歩行速度は、体の筋肉の総合力が判断できる決定的なものさしです。筋力が老化によりどの程度衰え始めているのかがよく分かるのです。

最近、高齢者の年一度の健康診査に「歩く速度」の項目を取り入れている自治体が見られます。老化が表面化し、健康状態と深く関係し始めるのは、概ね70歳頃と判断していいでしょう。現実感を持ち、体の老化を強く意識し、ライフスタイルを見直さなければならない時期は70歳頃なのです。

老化予防の対象となる年齢を、この指標のみで決めるのは少々荒っぽいかもしれません。しかし、老化に立ち向かう健康づくりは早いに越したことはないのです。

70歳頃までいかに筋力を高めておくかが大きなカギとなります。特に女性は、男性より圧倒的に筋肉量が少ないので注意が必要なのです。（※P14「事前事後評価判定について：③体力測定『10m最大歩行速度の測定方法』」も参照してください）

参考文献
熊谷修:「実践 軽肥満&高コレステロールのすすめ」（かんき出版）P175～177

●70歳から75歳付近で歩行速度の急速な低下が起こることが分かる。このことより、70歳頃から老化が目立ってくると言える。

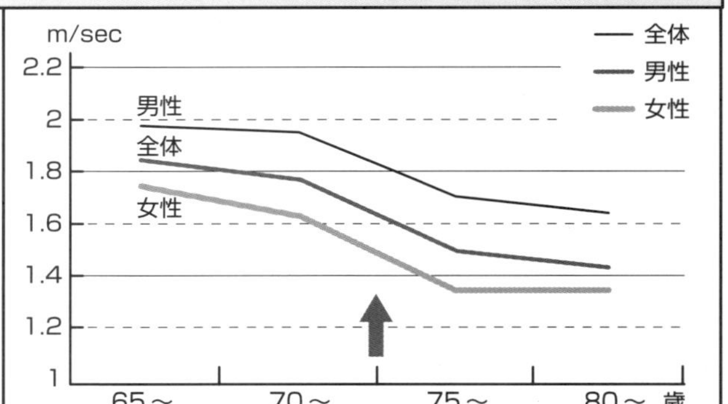

老化が健康問題として表面化するのはいつごろか？

（図表4）年齢階級間の最大歩行速度の比較（地域住宅高齢者807名）

熊谷修：老化への挑戦―低栄養予防大作戦―,NHKスペシャル,65歳からの食卓,pp149-188,NHK出版,2004,東京.

●高齢者の栄養問題の本質を知るための科学データ

以降P11まで、これまで説明してきた考えの妥当性を、科学的データをもとに整理します。

スタッフとして納得して取り組むためにも、高齢者の方々の意識を変えていただくためにも、理解を深めてください。

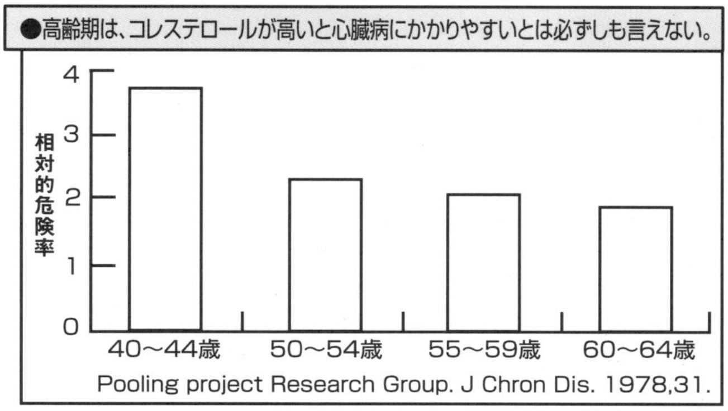

(図表5)心臓病の発症に対する血清コレステロールの寄与の年齢変化(男性)
Pooling project Research Group. J Chron Dis. 1978,31.

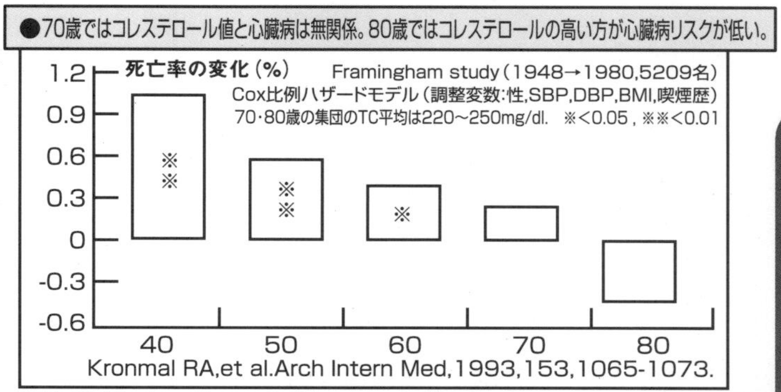

(図表6)総コレステロールが1mg/dl上がると
冠状動脈硬化性心疾患死亡率はどのように変化するか?
Kronmal RA,et al.Arch Intern Med,1993,153,1065-1073.

「心臓病の発症に対する血清コレステロール寄与の年齢変化(男性)」(図表5・6)

※高齢期の病気の原因が、中年期の人たちと異なることを示しています。

心臓病の例…各年齢ごとに血清コレステロールの低いグループに対して最も高いグループが何倍心臓病にかかりやすいかを示す(40〜44歳=4倍・60〜64歳=2倍に下がる)。

■70歳を超える年齢層では、コレステロールが高いことと心臓病死亡とは無関係。(図表6)

■高齢者は、生活習慣病のリスクを乗り越えた人たちであるため、中年期で認められた関係は、高齢期になると希釈・消失してしまう。

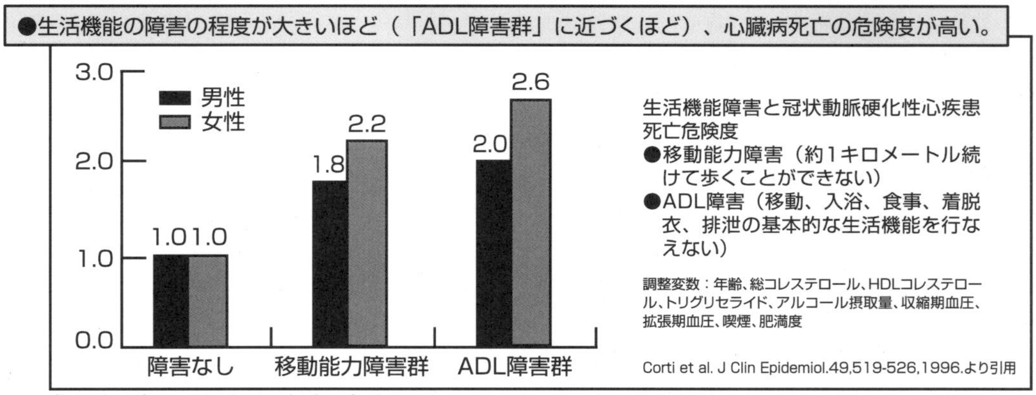

(図表7)心疾患死亡危険度
Corti et al. J Clin Epidemiol.49,519-526,1996.

「心臓病死亡危険度と老化の関係」

※持ち合せている生活機能の障害の程度ごとに、心臓病死亡の危険度を示しています。

■高齢者の歩行能力には老化の進み具合が直接反映されています。すなわち、高齢期は体の老化そのものが心臓病を引き起こしていることが分かります。

■障害無しを1とすると、約1キロメートルを続けて歩けないグループは男性1.8倍、女性2.2倍の心臓病死亡率。

■基本的な生活機能の移動、入浴、食事、着脱衣、排泄で1項目以上障害されているグループでは、男性2.2倍、女性2.6倍の心臓病死亡率。

●血清アルブミン値（栄養状態の指標）が低いほど（<3.8g/dl）、心臓病による死亡率が跳ね上がる。

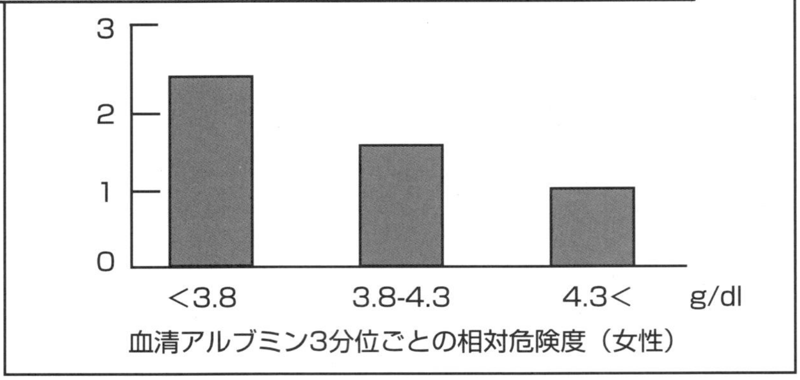

（図表8）心臓病死亡の相対危険度

コントロール変数:年齢、総コレステロール、HDLコレステロール、トリグリセライド、アルコール摂取量、収縮期血圧、拡張期血圧、喫煙

Corti M et al. J Clin Epidemiol. 49, 1996.

「体の栄養状態と心臓病死亡の相対危険度」

※体の老化と栄養状態のものさしである血清アルブミンの水準ごとに心臓病死亡の危険率を比較した図です。

■血清アルブミン値4.3g/dl以上のグループに対して、3.8g/dl未満のグループの死亡危険度は2.5倍となります。

■栄養状態が低下し老化が進むと、心臓病による死亡度がグンと跳ね上がります。

■「血清アルブミン」とは血液中を流れるタンパク質の約60%を占めており、体の栄養状態を測る指標です。

参考文献（図表7・8）
Corti, M. et al, Journal of Clinical Epidemiology, 49, 519-526,1996.

●「日本人は世界一老化の遅い民族。それをもたらしたのは、食生活の適度な欧米化！」

●昭和40年頃より肉類・卵・牛乳・乳製品ならびに油脂類の摂取量が増加している。

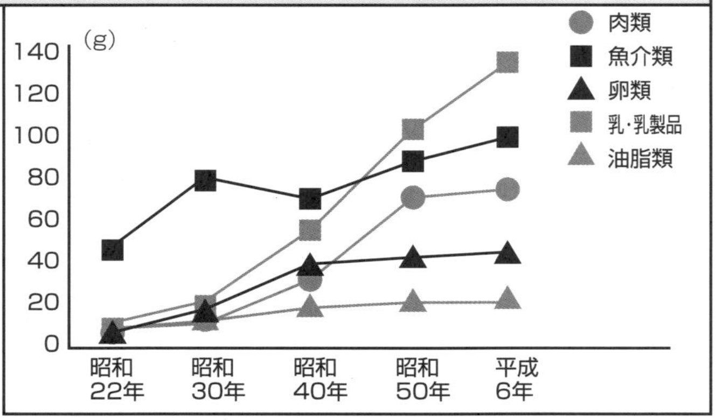

（図表9）戦後の主要食品の摂取量の推移（国民栄養調査成績より）

国民栄養調査成績

「戦後の主要食品の摂取量の推移（国民栄養調査成績より）」

※動物性タンパク食品の摂取が普及し始めるのは戦後からです。昭和30年代は低迷しますが、昭和40年頃から肉類・卵・牛乳・乳製品ならびに油脂類が大きく増加し始めます。それと並行して脳卒中が激減し、平均寿命が大きく延びることになります。

■肉類・卵・牛乳・乳製品ならびに油脂類からのタンパク質とコレステロール摂取量が増加し、老化が遅くなりました。

■日本に世界一の平均寿命をもたらしたのは、食事の適度な欧米化と言えます。

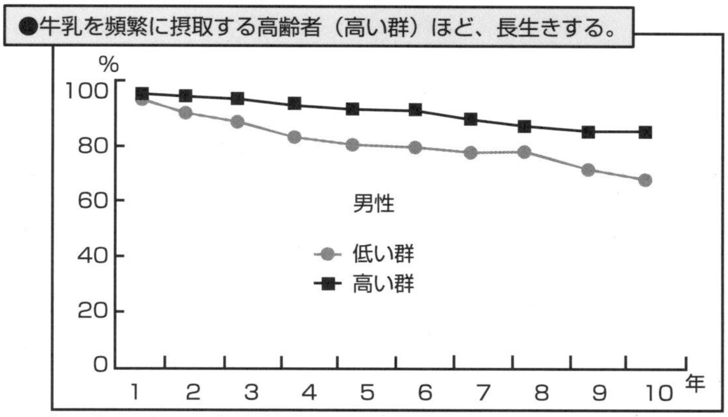

（図表10）70歳高齢者の牛乳摂取頻度と10年間の生存率

**Shibata.H.et.al.Nutrition and Health.
8,165-175,1992.**

「70歳高齢者の牛乳摂取頻度と10年間の生存率」

※全員70歳の地域高齢者を10年間追跡し、食習慣と余命の関係を調査したものです。

■牛乳を頻回に摂取する高齢者ほど、生存率が高い、つまり、長生きするということです。

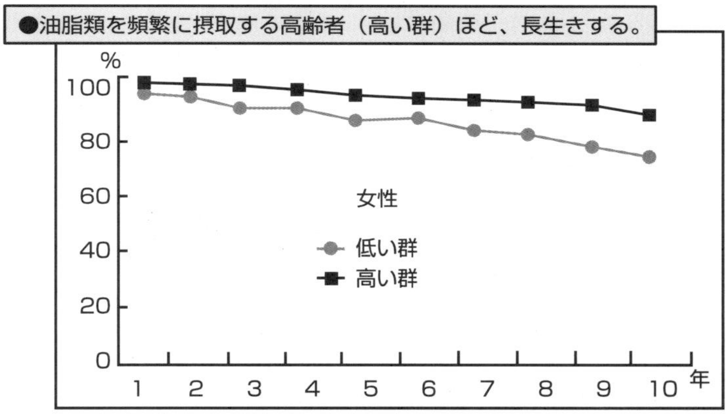

（図表11）70歳高齢者の油脂類の摂取頻度と10年間の生存率

**Shibata.H.et.al.Nutrition and Health.
8,165-175,1992.**

「70歳高齢者の油脂類摂取頻度と10年間の生存率」

※全員70歳の地域高齢者を10年間追跡し、食習慣と余命の関係を調査したものです。

■油脂類を頻回に摂取する高齢者ほど生存率が高い、つまり長生きするということです。

■図表10と図表11から「余命を延ばすためには、動物性タンパク質食品と油脂類の摂取が必須」であることが分かります。

■また、左頁図表9と同じ食生活条件が浮かび上がります。老化と食生活に関するこれらの状況証拠は強い説得力を持ちます。

わが国全体の平均寿命の伸びとその背景にあった食生活の変化と、全員70歳の高齢者を追跡し続け認められた生存率と、食習慣の関係から得られる見解は一致しているのです。（図表9・10・11より）

栄養改善プログラムを考えましょう

本書の内容は、介護予防施策の中で最も重要な地域支援事業一般高齢者施策にうまく当てはめられるようにまとめたものです。しかし、ここに示す手立ての基本原則は、介護予防事業の対象となる全ての高齢者に適応できます。

栄養改善事業の予防プログラムの展開方法を考えるうえで、とても参考になる例を下に示します。これは栄養改善プログラムのモデルとなるもので、ある地域の有料老人ホームの協力を得て行なった“やや体の栄養状態が悪くなり始めた高齢者”を対象とした、栄養改善手段開発のための介入研究の成果です。栄養改善事業は、生活機能障害が嚥下や咀嚼機能に及んだ高齢者に対する介護食の創意工夫とは無縁であることを銘記してください。

活き生き健康大学

※このプログラムの有用性を実証する科学的データは下の図表2点です。

管理栄養士、栄養士が食品成分、摂取カロリーに関する専門知識情報をもとに進める糖尿病教室のようなものではありません。カロリー計算など不要です。さまざまな専門家が携わる、学際的で楽しみに満ちた老化問題の本質に切り込んだ食生活改善プログラムです。

Ⅰ 目的

●「高齢者の低栄養を予防し老化を遅らせる『食生活指針15カ条』(P23参照)」を実践することで、体の栄養状態改善を実現する

Ⅱ 特徴

●礎に「これも食べよう！　あれも食べよう！　あれもやってみよう！　これもやってみよう！」のキャッチフレーズ。(食に留まらず、知を促し、体を育むプログラムを取り入れる)

Ⅲ 介入群と対照群の特徴

対照群	介入群
対象（人）	
133	44
年齢（歳）	
72.9	74.3
老研式活動能力指標（点）	
12.0	11.3
血清アルブミン値（g/dl）	
4.14	4.01
BMI	
22.0	22.1

やや栄養状態が悪くなりはじめている。

Ⅳ 内容（週1回2年間実施）

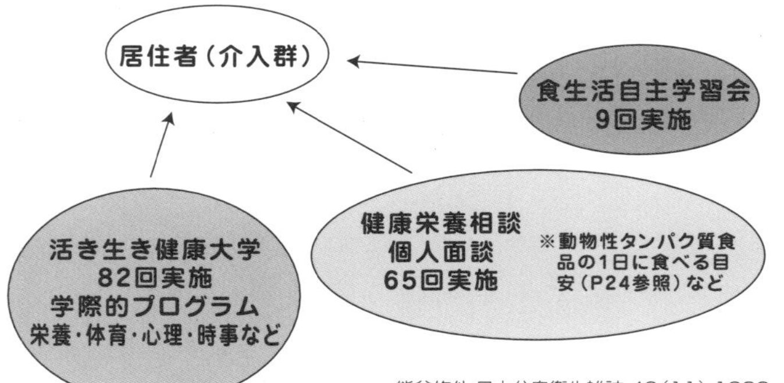

熊谷修他:日本公衆衛生雑誌 46(11),1999.

Ⅴ 効果

栄養状態がやや悪くなり始めた高齢者の栄養改善に有効

○肉・油脂類の摂取頻度増加
○運動・スポーツ実施回数増加
○血清アルブミン値増加
○体格指数（BMI：kg/m^2）の向上

介入群の肉類の摂取頻度の変化

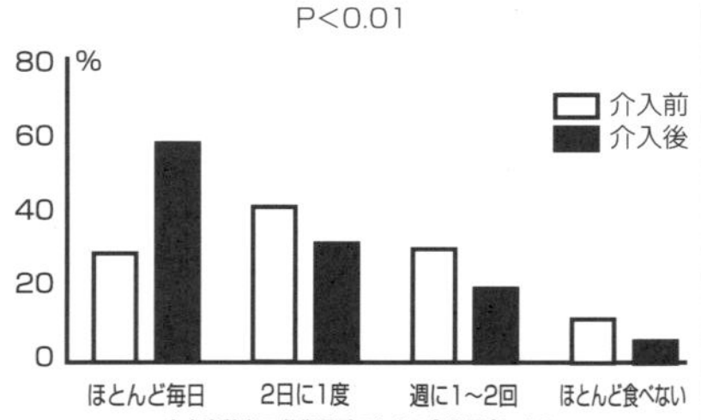

—自立高齢者の老化遅延のための介入研究—より
熊谷修他:日本公衆衛生雑誌 46,1999.

介入群と対照群の血清アルブミン値の変化

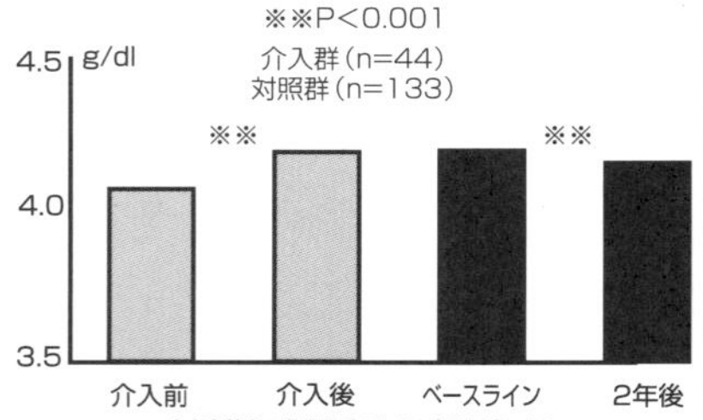

—自立高齢者の老化遅延のための介入研究—より
熊谷修他:日本公衆衛生雑誌 46,1999.

●介入研究で実証
●実行可能性（できることなのか？）
●有効性（よく効くか？）
●安全性（副作用は無いか？）
これらが確認された実施例です。

栄養改善プログラムの流れ

プログラム実施の目安として、その流れをつかみましょう。

①プログラムの説明

②申し込み

本プログラムの重点対象者

●介護予防事業の対象となる全ての高齢者

③事前測定

【第1回目】基本診査(体重、身長、体脂肪率、血色素、血清アルブミン値、血清コレステロール値、HDLコレステロール値測定など)/P14〜16参照

④栄養改善プログラム(左頁の実例を参考として)

【アクティビティ(全24回)、(生活・栄養指導・健康運動相談＝随時)】

●原則週に1回のペースでアクティビティを行なうものとします。

●期間は約半年間、全24回のアクティビティを行なって下さい。(※ただし、半年間という期間にあまりこだわらないこと)

- 「本書第1章：食生活指針15カ条」より自由に1種(それぞれの項目の説明欄をコピーして参加者に配布し、『レクチャー・講義』としてアクティビティを行ないましょう)
- 「本書第2章：栄養改善のための運動」より自由に1種
- 「本書第3章：余暇活動」より自由に1種
- 料理実践教室を1回(本書を参考にして、独自で工夫を考えてみてください)

→これを1ヶ月のサイクルとします。

※他にも工夫をこらし、「これも食べよう！ あれも食べよう！ あれもやってみよう！ これもやってみよう！」に当てはまる、さまざまな活動を盛り込みましょう！

⑤効果判定・結果説明会

【第26回目】基本診査(③事前測定と同じ項目)/P14〜16参照

⑥フォローアップ

地域の高齢者の活動として定着できるよう、働きかけていく

※上図がプログラム(6カ月間)の提案モデルですが、拙速な効果を求めすぎず、長期にわたる介入で効果を見いだすようにしましょう。地域支援事業の効果判定は年1回で十分です。

事前事後評価判定について

低栄養リスク判定のための基本項目は、下の3項目です。これらの項目は栄養改善（低栄養予防）プログラムの事前事後評価判定としても有用です。特に「②問診」の簡易問診票は信頼できる科学的なデータに基づいて作成されたツールですので、注目してください。この手立ては地域支援事業一般高齢者施策に最適です。

①血清アルブミン値測定

血清アルブミン値は体の栄養状態を測る最適な指標です。表の基準により対象者の栄養状態を3群にスクリーニングします。低栄養・低栄養予備群をまず積極的に介入する群として位置づけます。

※栄養改善プログラムの事前事後評価のためにも有用です。

血清アルブミン値	栄養状態
3.8g/dl 以下	低栄養群
3.9g/dl	低栄養予備群
4.0g/dl 以上	良好群

②問診（※この右、上段2つの図表を使用します）

血清アルブミンが4.0g/dl以上の現在栄養状態のよい高齢者である「良好群」の中からの低栄養リスク群を問診票で把握します。

0点のリスクなし群に対し、1点の群が2年以内に血清アルブミン値は0.2g/dl以上低下する（標準の2倍以上の低下とみてよい）危険度が約2倍、2項目以上該当する群の危険度は約7倍です（下段の図表を参照）。この該当群には予防的に介入します。

※栄養改善プログラムの事前事後評価のためにも有用です。

低栄養リスク		2年以内に血清アルブミン値が0.2g/dl 以上下がる危険率
低栄養リスク得点	リスク分類	
0点	リスクなし	—
1点	リスクあり（低栄養リスク群）	約2倍
2点		約7倍
3点		
4点		

出典：熊谷修他：栄養学雑誌 63(2),83-88,2005.

低栄養リスク判定のための簡易問診票
（次頁に詳しく説明しています）

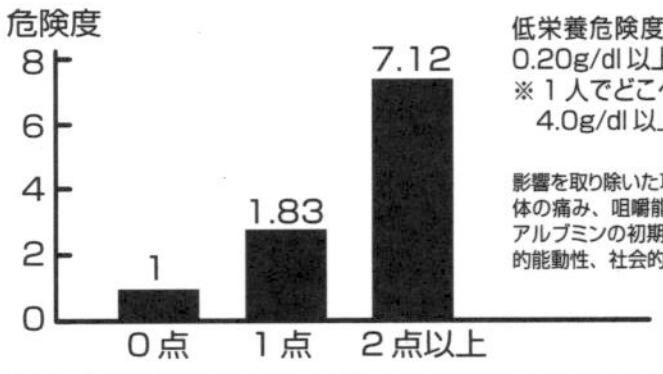

低栄養危険度得点ごとの、血清アルブミン値が0.20g/dl 以上低下する危険度
※１人でどこへでも外出でき、血清アルブミンが4.0g/dl 以上の元気な高齢者の場合

影響を取り除いた項目：性、年齢、健康度自己評価、抑うつ度、体の痛み、咀嚼能力自己評価、喫煙、飲酒、運動習慣、血清アルブミンの初期値、同居人数、老研式活動能力指標式（知的能動性、社会的役割）

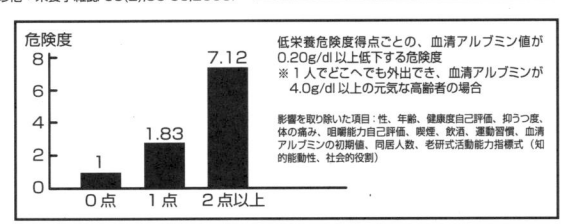

③体力測定

体力測定では、身体状況を測る指標として10m最大歩行速度を測定します。この際、所見として対象者の歩き方や歩数を併せて記すとよいでしょう。高齢者の平均最大歩行速度は120m/分、10m最大歩行速度換算で5.0秒です。

※栄養改善プログラムの事前事後評価のためにも有用です。

10m 最大歩行速度の測定方法　※以下にしたがって測定する

1. 予備路 3m ずつ、測定区間 10m の歩行路を教示にしたがって歩いてもらう。

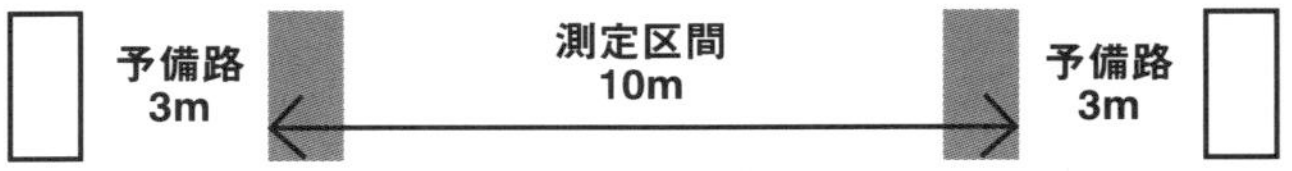

※歩行路が確保できない場合は測定区間5m、予備路それぞれ 2m でもよい

2. 測定区間始まりのテープ（3m 地点）を踏んだ時点（または遊脚相にある足部が超えた時点）から、測定区間終わりのテープ（13m 地点）を踏んだ時点（または遊脚相にある足部が超えるまで）の所要時間を小数点第一位まで計測する（同第二位を四捨五入）。
3. 教示は「できるだけ速く歩いてください」に統一する。
4. 走らせないようにする。
5. 2 回測定する。
6. 2 回目は「もう少しがんばってみましょう」と教示する。

◎あるとよいその他の項目

- ●体重、身長、体脂肪率：これらの基本項目もモニターする（生活活動量が増え栄養状態が改善されると、体重が増加しても体脂肪率は増加しない）
- ●血色素：栄養状態が改善すると貧血も同時に改善する
- ●HDLコレステロール：栄養改善に伴い生活活動量が増し、総コレステロールが増加する。しかし、この増加はHDLコレステロールの増加によるものとなる

低栄養リスク判定のための簡易問診票 ※この簡易問診票は一般高齢者のリスク判定票として利用する

1.「手段的自立」…元気度得点4点以下（1つでも「できない」がある）の場合1点→［　　］点
※「できる」場合1点

1.バスや電車を使って1人で外出できますか？　できる・できない
2.日用品の買い物ができますか？　できる・できない
3.自分で食事の用意ができますか？　できる・できない
4.請求書の支払いができますか？　できる・できない
5.銀行預金、郵便貯金の出し入れが自分でできますか？　できる・できない

小　計（元気度得点）　［　　］点

2.過去1年間に入院経験がありますか？
ある（1点）・ない（0点）→［　　］点

3.過去1年間に転倒したことはありますか？
ある（1点）・ない（0点）→［　　］点

4.趣味やけいこごとをしていますか？ ※「ときどきする」程度は「していない」になります
していない（1点）・している（0点）→［　　］点

合計リスク該当者数　［　　］点（最高4点）

出典：熊谷修他：栄養学雑誌 63(2),83-88,2005.

「老研式活動能力指標」については、次頁P16で詳しく説明しています。

●元気な高齢者が、将来、急速に老化が進むかも知れないことを予測するスクリーニングツールが「低栄養リスク判定表」

予測妥当性を備えた老化によって引き起こされる栄養状態の低下リスクのスクリーニングツールは、これが世界で初めてです。抑うつ度や咀嚼能力をはじめとする、将来の栄養状態の低下に深く関係しているかもしれない20以上の項目を選び出し綿密に分析をしました。その結果、老化による低栄養の引き金を引く項目は次の4つであることが分かりました。

①「1年以内の転倒」経験があること、
②「1年以内の入院歴」があること、
③「趣味やけいこごとをしない（「ときどきする」もしないに含める）」こと、
④「老研式活動能力指標『手段的自立』得点5点未満」（「老研式活動能力指標」については次頁P16で詳しく説明します）

さらにこの4項目相互に副次的な作用がないのかどうか分析を進めました。低栄養状態を引き起こす危険度をいくつかの該当項目パタンに分け比較したところ、いずれの項目にも該当しないグループを基準とした時、どれか1項目に該当するグループの危険度は1.83倍、2項目以上該当するグループではなんと7.12倍となりました。

体の栄養状態を低下させてしまう項目相互には、最も恐ろしい相乗的な関係がありました。「転倒した」や「入院した」は身体活動量を抑制する項目です。地域で自立した生活を送るためのベーシックな能力である「手段的自立」水準の生活機能障害や「趣味やけいこごとをしない」ことは生活活動量の少ないライフスタイルそのものを示していると解釈できます。血清アルブミンの加齢低下は、老化に伴う筋肉量の低下も映し出しています。

当然のことながら、日常生活の活動量が低下することは骨格筋の減少をきたします。加えて生活活動量の低下は食欲の低下を招き食事量を限られたものにしてしまいます。すなわち、高齢者の栄養状態の低下は、「高齢になると食事量が減るため」と考えるべきではなく、「高齢になると生活活動量が減るため」と考えるべきなのです。低栄養の予防には、気概をもった活発な生活を営むことが必要なのです。

老研式活動能力指標

「手段的自立」
①バスや電車を使って一人で外出できますか
②日用品の買い物ができますか
③自分で食事の用意ができますか
④請求書の支払いができますか
⑤銀行預金、郵便貯金の出し入れが自分でできますか

「知的能動性」
①年金などの書類が書けますか
②新聞を読んでいますか
③本を読んでいますか
④健康についての記事や番組に関心がありますか

「社会的役割」
①友達の家をたずねることがありますか
②家族や友達の相談にのることはありますか
③病人を見舞うことができますか
④若い人に自分から話しかけることはありますか

「はい」が1点で「いいえ」が0点、13点満点です。

●高次生活機能の自立度を測るツール「老研式活動能力指標」

世界保健機関（WHO）は、高齢者の健康度のものさしを「生活機能の自立度にすべきである」と提唱しています。

生活機能には、基本的な日常生活動作能力（Basic Activities of Daily Living：Basic ADL）とよばれる「歩行」、「排泄」、「食事」、「入浴」、そして「着脱衣」の主な5つの能力があります。この能力は、人間としての尊厳を維持して生きる最低条件の能力です。そして、この水準の能力が「できる」か「できない」かは、障害（要介護度）の程度を知るための目安となります。

この項目の能力が維持できているからといって地域で一人で生活できることを保証しているものではありません。**私たちが地域で元気に暮らすためには「交通機関を使った移動」、「金銭の管理」、「創作」、「余暇活動」、そして、「社会的交流」などの生活機能を保ちつづけなければなりません。これらの生活機能を「高次生活機能」と呼びます**。地域で独立した生活を営むために不可欠な能力です。

★P6

この高次生活機能の自立度を測ることができるものさしとして開発されたのが「老研式活動能力指標」です。

「手段的自立」「知的能動性」「社会的役割」といった個別の高次生活機能で構成され、それぞれの能力水準も得点として評価できます（5点・4点・4点、の13点満点として）。この高次生活機能の自立度を維持増進することが「栄養改善事業」の目標です。

●余暇活動を「しない」高齢者は、男女併せて約80%。

余暇活動についてのあれこれ

下の図表は、血清アルブミンが4.0g/dl以上の元気高齢者（70歳以上）約600名を対象とした、趣味やけいこごとの実施状況の分布です。「しない（「時々する」も含め）」と答えた高齢者は約80%でした。地域高齢者の多くは低栄養リスクがあることが分かります。栄養状態が良好な高齢者でも、趣味やけいこごとをしない人は、する人に比べて血清アルブミン値の低下する危険度は約2倍です。

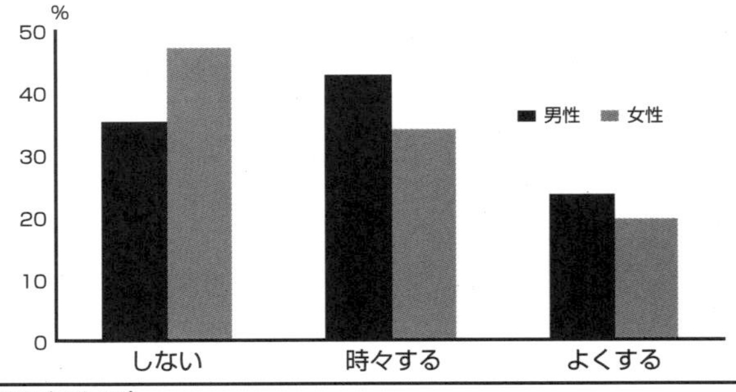

（図表12）
熊谷修他:N村研究2002（人数=596、男性:253、女性:343）

高齢者の低栄養を予防し老化を遅らせる『食生活指針15カ条』は、介入研究により①実行可能性、②有効性、③安全性、が検証されたガイドラインです。この指針は、全て健康水準の高齢者に有効です。ここで有用性を検証した介入研究成果を紹介しましょう。

科学データが保証する「食生活指針15カ条」の有用性

●「食生活指針15カ条」は、元気な高齢者にも有効なツールとなり得るか

70歳以上の地域高齢者の約10%は血清アルブミン値3.8g/dl以下で、栄養状態が悪くなっており（図表13）、「食生活指針15カ条」を活用したP12の活動例（活き生き健康大学）が必要になります。

では残りの約90%の高齢者にもこの指針は有効かどうか。それを確かめるため1996年よりある地方自治体とその地域の在宅自立高齢者約1000名の協力を得て、介入研究をスタートしました。

●高齢者の男女併せて約10%が、血清アルブミン値3.8g/dl以下で栄養状態が悪い。

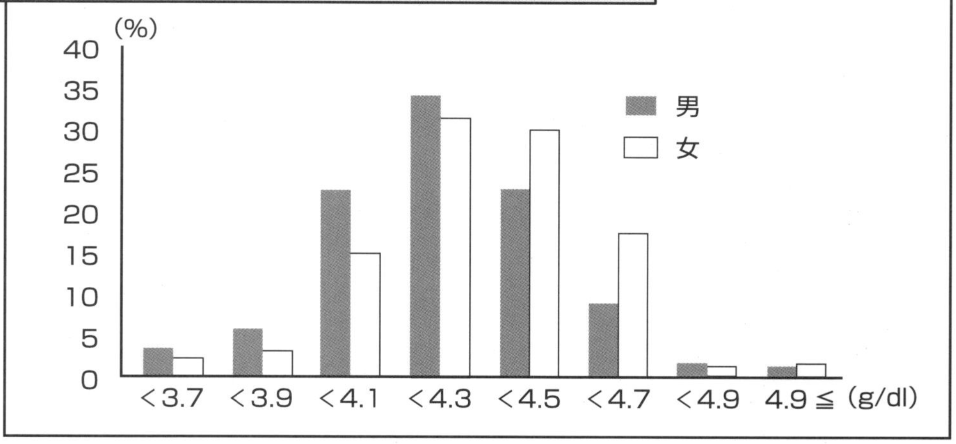

（図表13）都市部高齢者の血清アルブミン分布

東京都老人総合研究所：長期プロジェクト研究,1992.

●介護予防「栄養改善事業」では、「運営体制づくり」が大切

介入プログラムの運営体制は、次頁P18の図表14のとおりです。それぞれの住民サービス事業を担当する部門で運営情報を共有しながら、連携して活動ができるよう介入活動プログラムを調整する場を設けました。そこで、プログラム情報を地域高齢者に効率よく提供するように工夫しました。

集まった部門は、地域メディアを扱う企画調整、保健福祉（住民検診、健康学習事業）、教育委員会（生涯教育など）、そして老人クラブのような住民組織を支援する部門などです。その結果、類似した内容のプログラムの重複が避けられ、プログラムが多様になりました。

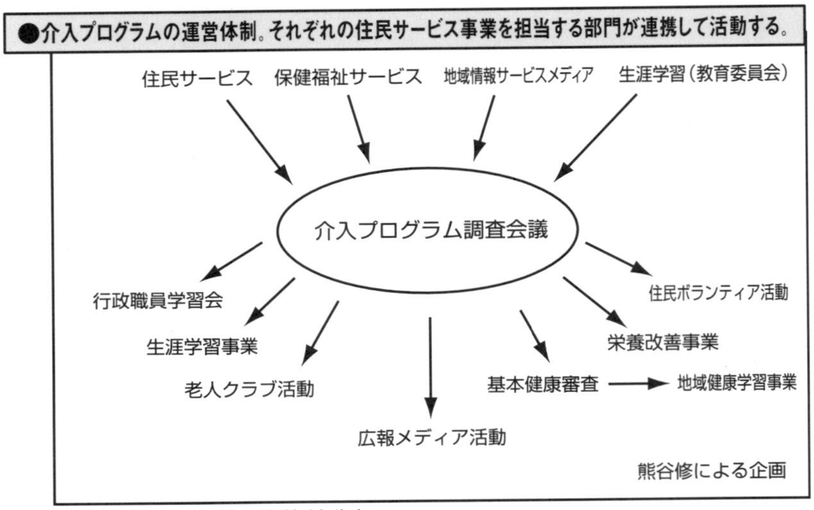

(図表14)介入活動体制

現在、介護予防事業の実施に関して、全国の自治体で問題となっているのが、行政組織の連携・再編の問題です。

今後、介護予防事業はおそらく抜本的に見直されるであろう住民検診事業（将来は老化の進行程度を見極める検診に移行すると思います）とリンクすることになるでしょう。そのため、これまで住民検診など老人保健事業を運営してきた保健部門（保健センターなど）と、介護支援センターなど介護保険サービスを運営してきた部門（現在、地域包括支援センターなど）とで連携しなければならなくなります。これは、連携ではなく統合の方がよいのでは、とも考えられます。おそらく、このシステムが行政組織で整った自治体とそうでない自治体で、かなり早い時期に介護予防事業の展開、運営力に差が出るでしょう。そして、介護予防サービスの質に地域間で大きな差が生まれ、結局、介護保険の健全性に大きな地域格差が生まれると思われます。

さらに、老化問題に切り込むには、保健部門と介護保険部門の連携だけでは不十分とも考えられます。これらの部門に加え、社会教育部門などとの連携も必要だと考えられるのです。

その理由は、体の栄養状態を改善し老化を遅らせる手立ては、学際的でなければならないからです。レジャー、創作をはじめとする生涯学習プログラムなど幅広い住民サービスの需要に対応して介入プログラムを提供していくことがベストなことを忘れてはなりません。

●地域ぐるみの健康づくりをめざして（住民ボランティアが頑張る！）

介入プログラムの主な実施スタッフは、住民ボランティア、管理栄養士、保健師、医師、レクレーション指導員、行政職員などです。この研究地域では介入対象地域の住民ボランティア（婦人会のような組織）の会員は100名を超え、地域内に広く分散しており、介入活動で重要な役割を果たしました。そして「食生活指針15カ条」について学習し、栄養改善（低栄養予防）のための食生活の普及活動を推し進めました。

ボランティアの目玉事業である栄養改善地域伝達講習会は、学習して得られた情報を地域に深く浸透させるための活動です。具体的には「食生活指針15カ条」にしたがった食事例・料理例を示して、調理試食会形式で展開されました。

このほかアクティブライフの実践のため、さまざまな余暇活動の推進が行なわれました。

●驚異的な介入の効果

「食生活指針15カ条」を活用した効果は下の図表のとおり、低栄養予防に有効であることが実証されました。これこそが介護予防事業なのです。次頁からの具体的な内容を、みなさんのプログラムに役立ててください。

●介入しなければ1992年から1996年のように肉類を摂取する人は減少しているが、介入すると1996年から2000年のように肉類を摂取する人が増加する。

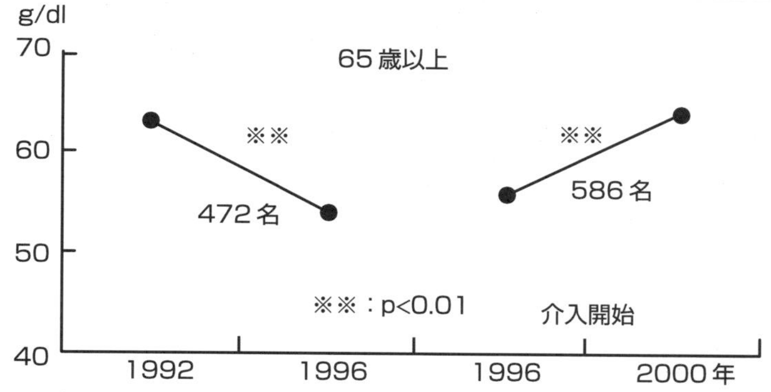

肉類を2日に1回以上食べる人の割合の変化
(N地域介入研究　1996年～)
Kumagai S,et al.Geriatricus and Gerontology International.3 s21-26,2003.

(図表15)肉類を2日に1回以上食べる人の割合の変化

●介入しなければ1992年から1996年のように油脂類を摂取する人は減少しているが、介入すると1996年から2000年のように油脂類を摂取する人が増加する。

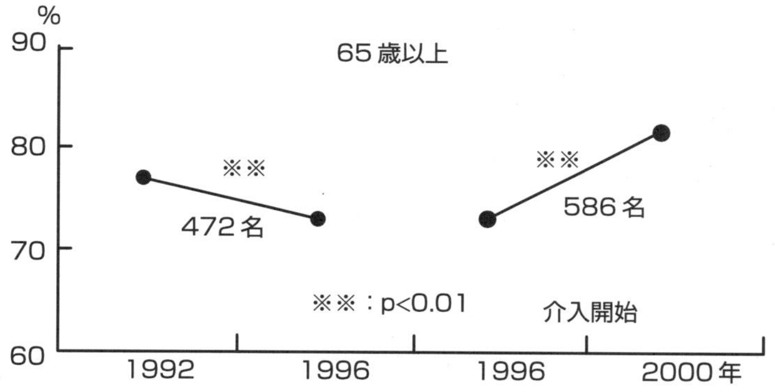

油脂類を2日に1回以上食べる人の割合の変化
(N地域介入研究　1996年～)
Kumagai S,et al.Geriatricus and Gerontology International.3 s21-26,2003.

(図表16)油脂類を2日に1回以上食べる人の割合の変化

●肉類と油脂類の摂取頻度の変化を活動前（1992～1996年）と活動後（1998～2000年）それぞれ4年間で比較したものです。

●活動後は「食生活指針15カ条」が実践され、肉類と油脂類の摂取頻度が増加しています。

●活動前の4年間の変化は老化によるものです。老化に伴い肉類も油脂類も概ね頻度は低下し、「食」全体が萎縮してゆく様子が読み取れます。

●したがって、これらの食品群の加齢に伴う摂取頻度の増加は、介入活動の効果と言えます。

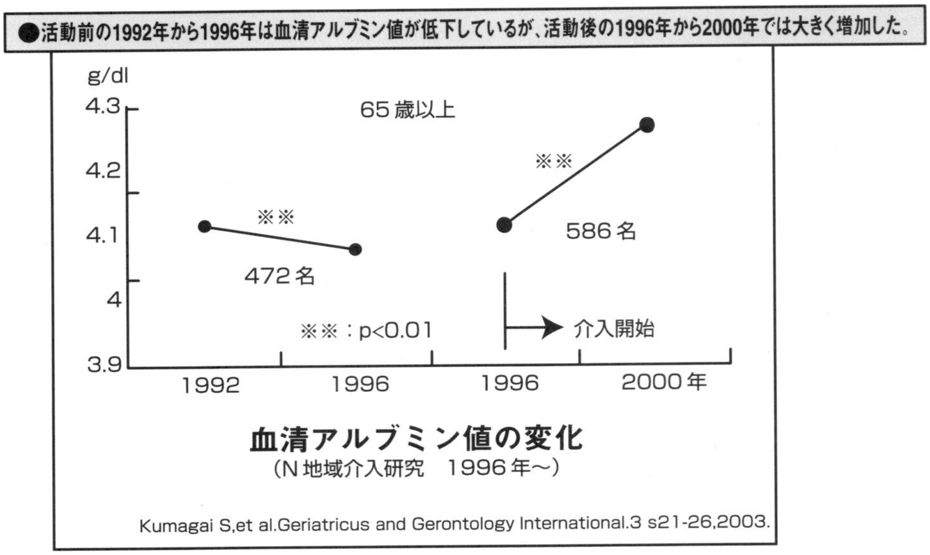

●活動前の1992年から1996年は血清アルブミン値が低下しているが、活動後の1996年から2000年では大きく増加した。

（図表17）血清アルブミン値の変化

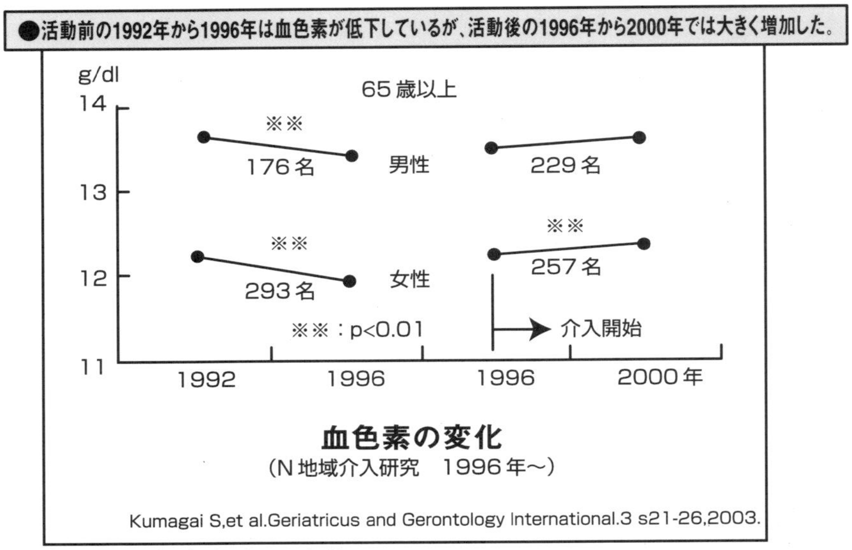

●活動前の1992年から1996年は血色素が低下しているが、活動後の1996年から2000年では大きく増加した。

（図表18）血色素の変化

●血清アルブミンと血色素の変化です。活動前の4年間は、血清アルブミン、血色素ともに低下しています。一方、活動後は一転して、大きく増加しています。

●高齢者では、血清アルブミンと血色素は老化に伴い確実に低下します。ですから、介入前4年間の両者の低下は老化によるものです。

●活動後に血清アルブミン値が増加に転じたことは、栄養状態が改善したことを示しています。（図表17）

●「食生活指針」には、貧血の予防効果が認められています。血清アルブミンと血色素は、強い正の関係にあります。したがって、栄養状態の改善が反映されていると考えられていますが、加えて、肉類の摂取頻度の増加でヘム鉄（おもに、動物界に存在する鉄分、体内で吸収利用されやすい）の摂取量が増加したことも寄与していると考えられます。

●血色素11.0g/dl以下の「貧血の人」が「一人で外出」できなくなる危険度は、血色素11.0g/dl超えの人より2.5倍にもなる。

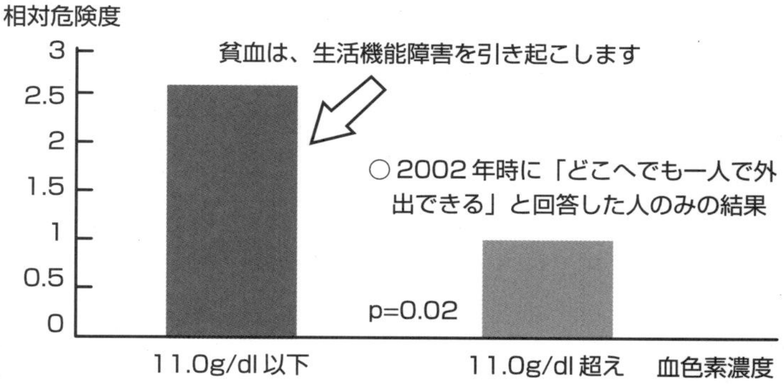

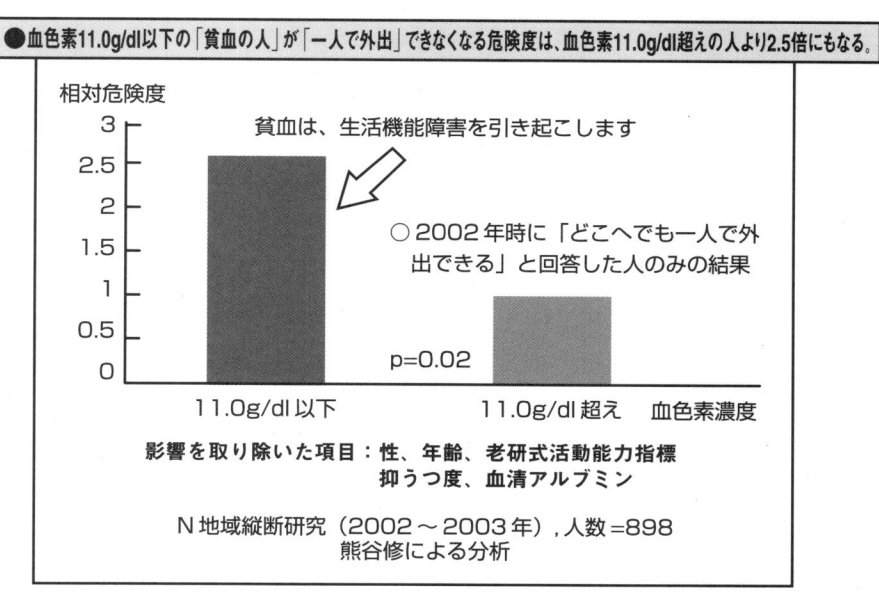

**影響を取り除いた項目：性、年齢、老研式活動能力指標
抑うつ度、血清アルブミン**

N地域縦断研究（2002～2003年），人数=898
熊谷修による分析

（図表19）貧血の程度ごとにみた「一人で外出」できなくなる危険度

●一人でどこにでも外出できる高齢者約1000名を、血色素11.0g/dl超えと血色素11.0g/dl以下の群（貧血の群）に分け、1年後に外出できなくなる危険度を算出したもの。

●血色素11.0g/dl以下の群の危険度は、血色素11.0g/dl超えの群の2.5倍。

●貧血の改善は「とじこもり」予防に大切なことが分かります。

●栄養改善活動を開始してから年々、血清アルブミン値3.8g/dl以下（低栄養状態）の人の出現が減少してきている。

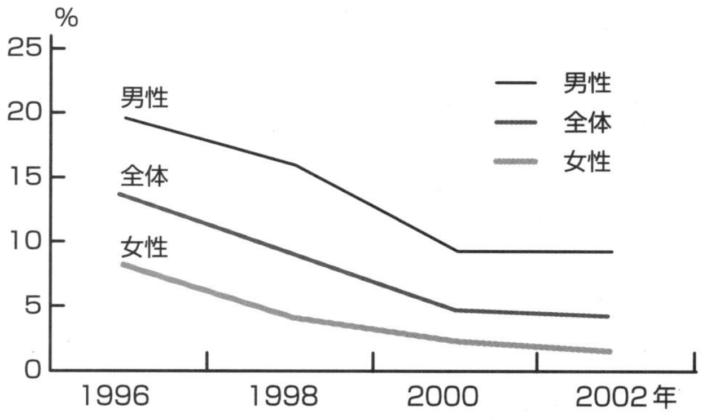

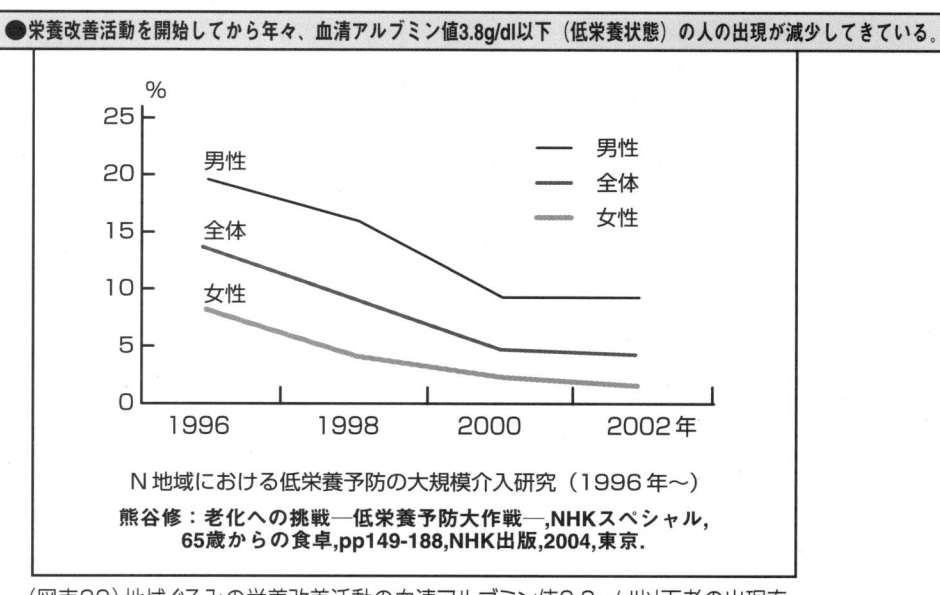

N地域における低栄養予防の大規模介入研究（1996年～）
**熊谷修：老化への挑戦―低栄養予防大作戦―,NHKスペシャル,
65歳からの食卓,pp149-188,NHK出版,2004,東京.**

（図表20）地域ぐるみの栄養改善活動の血清アルブミン値3.8g/dl以下者の出現率
各年度の70歳以上における出現率の推移

●1996年時は、血清アルブミン値3.8g/dl以下の高齢者の出現率は全体で約13%です。2000年には、4.4%まで低下しています。活動の効果が低栄養高齢者の出現率の変化に、如実に表れています。

●この15カ条で栄養改善！

食生活指針15カ条

■右頁の図表は、栄養状態を改善し、元気で長生きするための食生活のポイントを示しています。全部で15カ条ありますが、なかでも2〜6（※印）が特に低栄養を予防するために大切な「動物性食品」や「油脂類」の摂り方に関する項目になっていますので、強調して下さい。これらの中で、今現在、満たしているものや、これから満たすべきものはいくつありますか？　P24から、15カ条それぞれについて、解説・アクティビティのヒントになる内容を順番に示していきます。

食生活指針15カ条は、介入研究により作成された、信頼できるツール

この「食生活指針15カ条」は、高齢者を対象にして行なった栄養改善の取り組みをとおして有効性が確認された、信頼できるツールです。長年にわたって取り組んだ、老化の規定要因を探る縦断研究と介入研究の成果から立案されています。

●食生活指針15カ条は…
①実行可能性
②有効性
③安全性
の3点において検証されたものです。

高齢者は「あれも食べよう! これも食べよう!」で良い

この指針は、高齢者の方々が普段のライフスタイルを見直し、自己啓発できるよう組み立てられています。

高齢者には、食生活を抑制する食情報は極力避けなければなりません。そこで、食を促す要素ばかりを満載しています。

いずれの根底にも「あれも食べよう！　これも食べよう！」というねらいがあり、専門的で時として抑制的なイメージを与えがちな情報は排除しています。

栄養がQOLの礎

栄養は人間の活動を支える基本です。その栄養が不足している「低栄養状態」が筋力の低下を招いて、転倒や骨折に繋がり、疾病等を引き起こします。「食生活指針15カ条」による栄養改善は、介護予防の基本中の基本です。

長寿社会の要介護の原因は“老化”

高齢になるにしたがい、要介護の原因は病気から老化へ移行します。低栄養状態は、筋力の低下、さらには転倒や骨折、疾病の原因に繋がります。これらは全て寝たきりの原因となるのです。「食生活指針15カ条」は、その予防のために極めて有効なことが実証されたガイドラインです。

要介護原因の年齢差（平成13年国民生活基礎調査より）

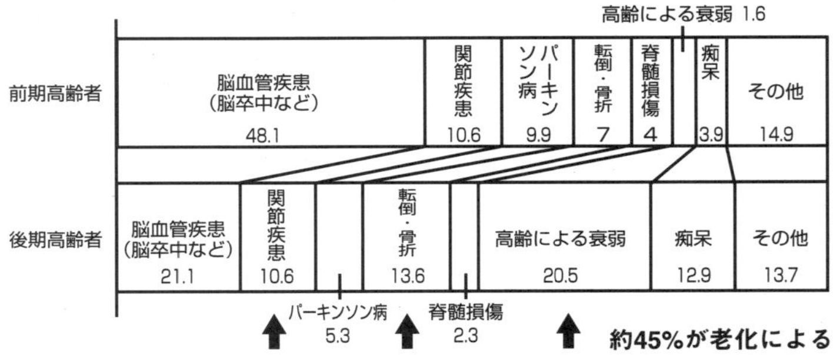

出典：高齢者リハビリテーション研究会資料

低栄養を予防し老化を遅らせるための食生活指針

1. 3食のバランスをよくとり、欠食は絶対さける

2.※ 油脂類の摂取が不足しないように注意する

3.※ 動物性たんぱく質を十分に摂取する

4.※ 肉と魚の摂取は1：1程度の割合にする

5.※ 肉は、さまざまな種類を摂取し、偏らないようにする

6.※ 牛乳は、毎日200ml以上飲むようにする

7. 野菜は、緑黄色野菜、根菜類など豊富な種類を毎日食べる。火を通して十分摂取する

8. 食欲がないときには、特におかずを先に食べ、ごはんを残す

9. 食材の調理法や保存法を習熟する

10. 酢、香辛料、香り野菜を十分にとり入れる

11. 調味料をじょうずに使い、おいしく食べる

12. 和風、中華、洋風とさまざまな料理をとり入れる

13. 会食の機会を豊富につくる

14. 噛む力を維持するために、義歯は定期的に点検を受ける

15. 健康情報を積極的に取り入れる

熊谷修他：日本公衆衛生学雑誌 46（11）,1003-1011,1999.

●「食生活指針15カ条」の1（解説）

3食のバランスをよくとり、欠食は絶対さける

声かけ例「1日10食品群を目指してみましょう！」

■生活習慣病の予防活動で、食生活改善のための普及ツールとして「1日30品目の食品を食べよう」という指針スローガンがあります。この目標をそのまま実行すると「ジャガイモ」「長イモ」「サツマイモ」「里芋」で、品数が4品になります。しかし、それぞれの「芋」に含まれる基幹栄養素構成はほぼ同じです。食べる品数を増やしても必ずしも多様な栄養素の摂取に繋がるというわけではないのです。そこで、代わりに「10食品群を食べる」ということを目標にしてはいかがでしょうか？ 多様な食品群が摂取できているかを得点として算出する方法です。この点数は将来の寝たきりリスクを予測しています（詳しくはP52・53）。

1日あたりの食品推奨摂取量

3食のバランスを良くし欠食を避けることは、食生活改善の基本です。右記の表は、1日あたりの食品推奨摂取量をまとめたものです。

この量は決して多い量ではありません。日本人の70歳以上のタンパク質摂取量平均値に合わせてあります。

1食でも欠食してしまうとこの量は摂取することはできません。欠食することがいかに老化を早めることに繋がるか銘記してください。

肉類	60～70g
魚介類	80g
卵	1個
牛乳	200ml
油を使った料理	1日1品

1日に「10食品群」を食べよう！

バランスのよい食品摂取を行なうために、ここでは10食品群を選んでいます。その食品は、肉類、魚介類、卵類、牛乳（生乳ヨーグルト含む）、大豆・大豆製品（味噌・醤油除く）、緑黄色野菜類、芋類、海藻類、果物類、油脂類です。これにより、食品摂取の多様性の評価を行ないます。

私たちが普段食べるおかずや汁物の約80％（国民栄養調整に基づく摂取重量ベース）が、これら10食品群で構成されています。主食や嗜好品は除きました。多様な栄養素摂取がこれらの10食品群に規定されているからです。

食品群おのおのについて「ほぼ毎日食べている」なら1点を加算していき、10点が満点となります。あなたの普段の得点を算出してみてください。

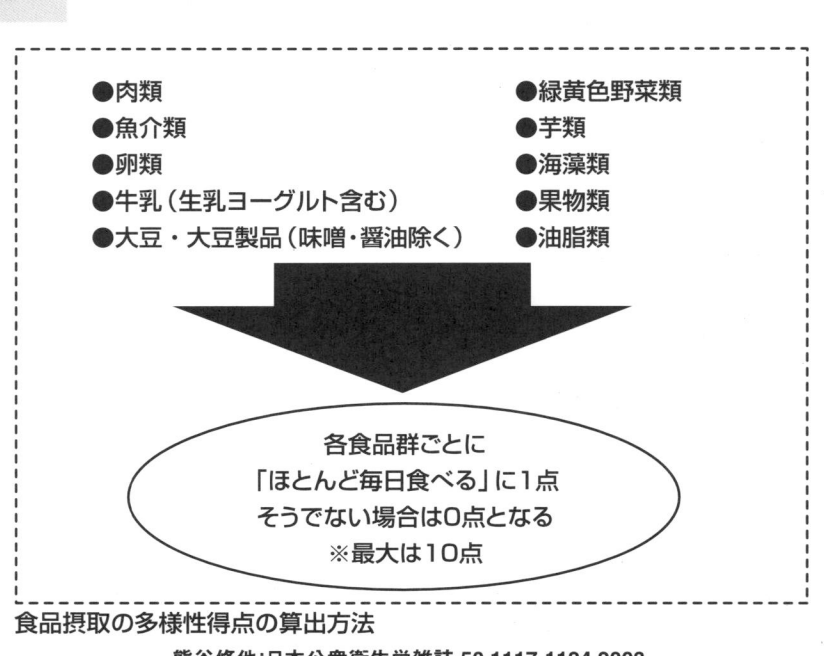

- ●肉類
- ●魚介類
- ●卵類
- ●牛乳（生乳ヨーグルト含む）
- ●大豆・大豆製品（味噌・醤油除く）
- ●緑黄色野菜類
- ●芋類
- ●海藻類
- ●果物類
- ●油脂類

↓

各食品群ごとに
「ほとんど毎日食べる」に1点
そうでない場合は0点となる
※最大は10点

食品摂取の多様性得点の算出方法

熊谷修他：日本公衆衛生学雑誌 50,1117-1124,2003.

元気で長生きするための「一週間メニュー」例

各メニュー下の数字は、順番に「塩（g）」「脂肪（g）」「タンパク質（g）」「エネルギー（kcal）」の数値を表しています。

ここに示しているのは、元気で長生きするための「一週間のメニュー」例です。欠食をしない一週間メニューの参考にしてみてください。また、この献立例は70代の人を想定していますので、70歳未満の人は食事量をやや増やしてよいでしょう。（P78に空白の記入シートを用意しています）

	朝食	昼食	夕食	間食
月	・食パン（8枚切り2枚） ・はんぺんのチーズはさみ焼き（はんぺん2分の1枚、チーズ20g） ・トマトスープ ■ 2.8／13.0／24.0／490	・ご飯（165g） ・鶏肉と野菜の中国風ミルク煮（鶏肉60g） ・野菜の白和え ・ホウレンソウのみそ汁 ■ 3.3／23.0／20.0／590	・ご飯 ・アジの塩焼き（中1尾） ・貝柱と白菜のスープ ・アサリのうしお汁 ■ 1.3／14.6／23.0／534	・牛乳（200ml） ・ミカン（2個） ■0.3／6.9／6.7／165
火	・ご飯 ・カニかまぼこ入り入り卵 ・カボチャの煮物（カボチャ50g） ・タマネギのみそ汁 ■ 2.3／8.5／16.6／460	・ご飯 ・カレイの煮物（カレイ70g） ・豚肉の野菜炒め（豚肉40g） ・湯葉とミツバのすまし汁 ■ 2.2／20.0／27.5／565	・ご飯 ・豚肉のピカタ（豚肉60g） ・粉ふきイモ ・湯豆腐（3分の1丁） ・ホウレンソウのゴマ和え ■ 1.3／14.6／28.2／534	・牛乳（200ml） ・キウイ（1個半） ■0.3／6.9／7.2／182
水	・ご飯 ・ホッケの焼き物（ホッケ60g） ・コマツナのおひたし ・サトイモのみそ汁 ■ 1.6／4.5／18.7／376	・ビーフカレー（牛肉70g、ご飯165g） ・グリーンサラダ ・かき玉スープ ■ 4.2／19.3／22.9／592	・ご飯 ・シャケの香味蒸し（シャケ80g） ・がんもどきとダイコンのふくめ煮 ・焼きナス ・オクラのみそ汁 ■ 2.9／26.0／26.0／648	・牛乳（200ml） ・リンゴ（2分の1個） ■0.3／6.9／6.4／176
木	・ロールパン（2個） ・フランクフルトソーセージのソテー炒り卵添え（ソーセージ2本、卵2分の1個） ・コーンクリームスープ ■ 4.3／18.0／21.0／500	・ご飯 ・キンメダイの野菜あんかけ（魚80g） ・炒り豆腐（豆腐3分の1丁） ・ジュンサイとミツバイのみそ汁 ■ 3.4／11.1／29.0／516	・ご飯 ・トンカツ（豚肉70g） ・トマトサラダ ・キュウリの酢の物 ・ワカメとミツバのすまし汁 ■ 7.1／20.7／26.1／619	・牛乳（200ml） ・イヨカン（1個） ■0.3／6.9／7.1／176
金	・ご飯 ・だし巻き卵（卵1個） ・ホウレンソウの土佐酢和え ・カボチャのみそ汁 ■ 2.1／18.0／21.0／500	・みそラーメン（中華麺1玉） ・焼きギョウザ（ギョウザ3個） ・タコとダイコンとニンジンとキュウリの酢の物 ■ 4.4／17.9／24.3／657	・ご飯 ・マグロの刺身（マグロ80g） ・肉じゃが（豚肉70g） ・五目汁 ■ 2.1／8.4／32.0／526	・牛乳（200ml） ・イチゴ（8個） ■0.3／7.0／7.1／161
土	・ご飯 ・ブロッコリーの甘酢和え ・イワシの甘露煮（イワシ40g） ・コマツナのみそ汁 ■ 2.6／5.1／19.6／385	・キノコの炊き込みご飯 ・麻婆豆腐（豆腐3分の1丁、ひき肉30g） ・ホウレンソウのおひたし ・キャベツとベーコンのスープ ■ 4.5／20.0／22.6／532	・ご飯 ・豚の焼き肉（豚肉80g） ・グリーンサラダ ・モズクの三杯酢 ・麩のみそ汁 ■ 3.3／19.5／27.8／597	・牛乳（200ml） ・ミカン（2個） ■0.3／6.9／6.7／165
日	・ご飯 ・トマト入りオムレツ（卵1個） ・切り干しダイコンの炒め煮 ・キャベツのみそ汁 ■ 2.0／9.6／15.2／450	・ご飯 ・ヒラメのフライ（ヒラメ70g） ・ポテトサラダ ・コマツナのからし和え ・そうめんのすまし汁 ■ 2.7／16.5／24.6／605	・五目ずし ・カブの煮物（カブ50g） ・茶わん蒸し ・ワカメのみそ汁 ■ 7.1／20.7／26.1／619	・牛乳（200ml） ・リンゴ（2分の1個） ■0.3／6.9／6.4／176

出典：熊谷修監修：「老化を防ぐ食生活」（新企画出版）

「3食のバランスをよくとり、欠食は絶対さける」をもとにしたアクティビティ例

自分の食事の多様性をチェックする

たとえばこんなアクティビティ……自分の食事の多様性をチェックする

①

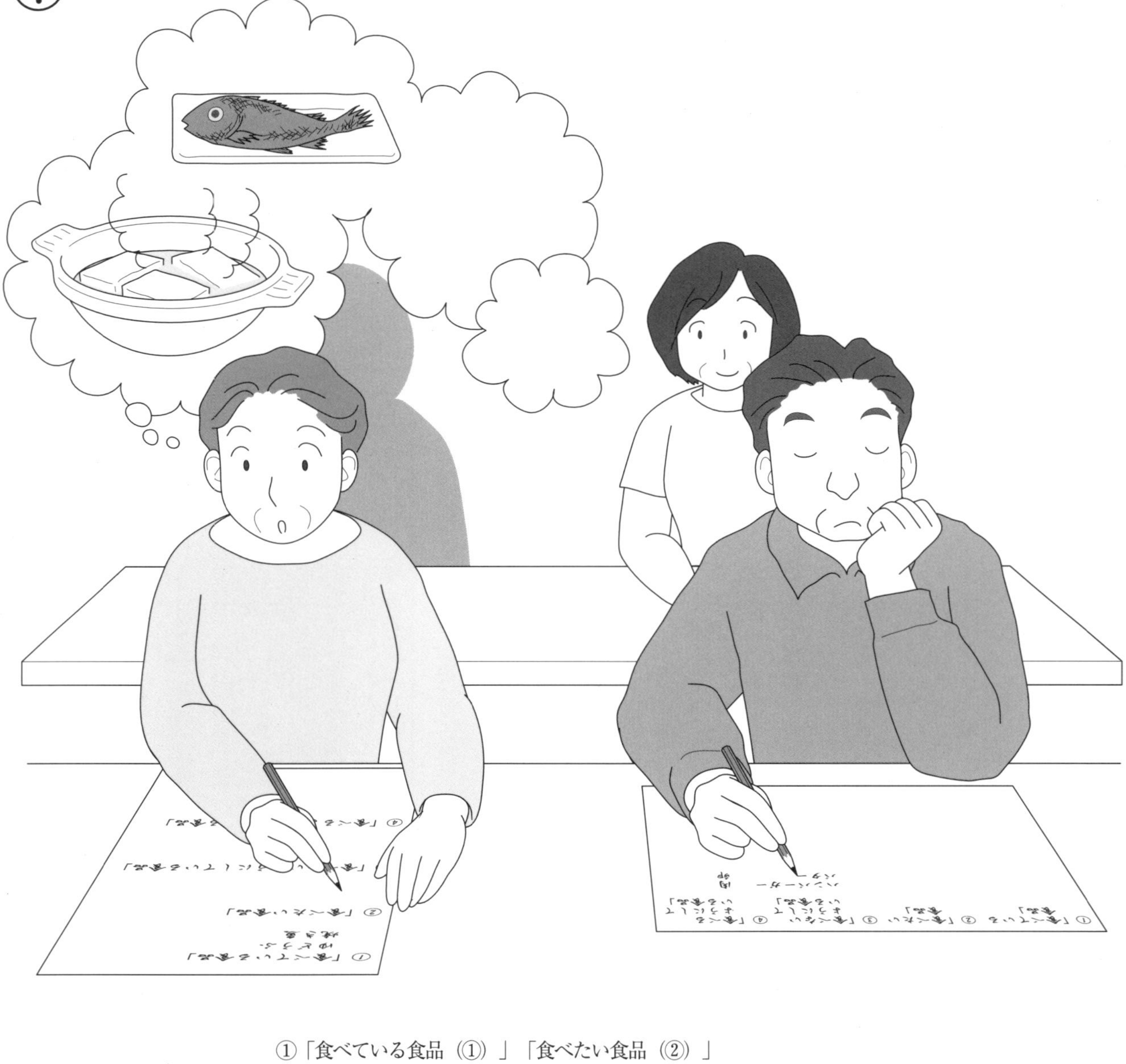

①「食べている食品（①）」「食べたい食品（②）」
「食べないようにしている食品（③）」
「食べるようにしている食品（④）」
を紙に書きましょう。

②

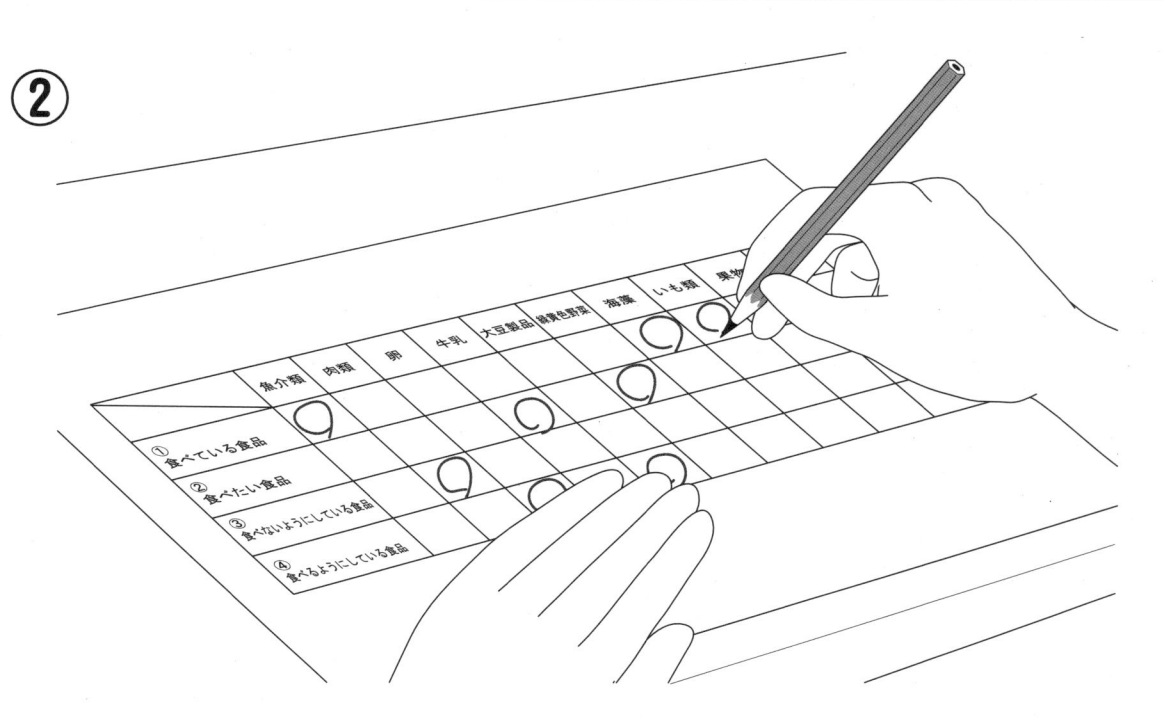

②紙に書いた食品をもとに、下のチェックリストに○を書き込んでいきます。これは自分で食品摂取の多様性をさまたげるものを見つけ出す作業です。このアクティビティをつうじて、食に対する自己改革を実現しましょう。

	魚介類	肉類	卵	牛乳	大豆製品	緑黄色野菜	海藻	いも類	果物	油脂類
① 食べている食品										
② 食べたい食品										
③ 食べないようにしている食品										
④ 食べるようにしている食品										

※上のチェックリストをコピーして使うなどしましょう。
①で挙げた食品から、チェックリストの該当する欄に○をつけてください。

●「食生活指針15カ条」の2（解説）

油脂類の摂取が不足しないように注意する

声かけ例「1日1品は油を使ったおかずを食べましょう」

油脂類を充分に摂取しましょう!（この図を文章化したものが右図です）

①高齢者は、脂肪の摂取を控えている

国民栄養調査成績（平成15年）によると、日本人の脂肪エネルギー比は平均25.0%とあります。しかし、70歳以上では20.9%です。高齢者の脂肪エネルギー比は大きく落ち込んでいるのです。

②消化能力は高齢者でも十分に保たれている

食物の消化能力の老化に伴う変化はまだ十分わかっていませんが、胃酸の分泌量などは70歳代でもかなり多いことが分かっています。消化能力は歳をとっても十分保たれているのです。

③高齢者にとって油脂類は欠かせない

高齢者は油脂類が食べられない体になるのではありません。肉類と同じように、油脂類は高齢者の寝たきりを予防するうえで欠かせない食品です。「1日1品は、油を使ったおかずを食べましょう」を心掛けましょう。

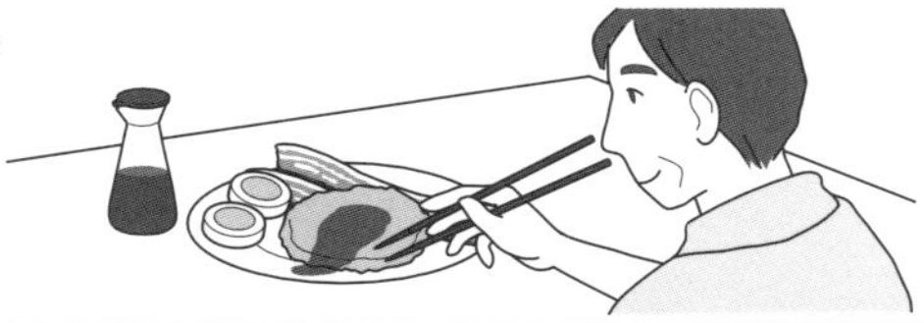

④動物性油脂類の使用が大切

脂肪酸の摂取バランス比は、飽和（獣肉に多い）、単価不飽和（獣肉やオリーブに多い）、多価不飽和（魚に多い）がそれぞれ、ほぼ1：1：1がベストです。高齢者の魚と肉の摂取バランスから推定すると、飽和脂肪酸と単価不飽和脂肪酸の不足が考えられます。獣肉の油脂、乳脂肪の摂取を強調する必要があります。ホウレンソウのソテーもバターが入ると風味が増します。バターやラードなどを積極的に使用しましょう。

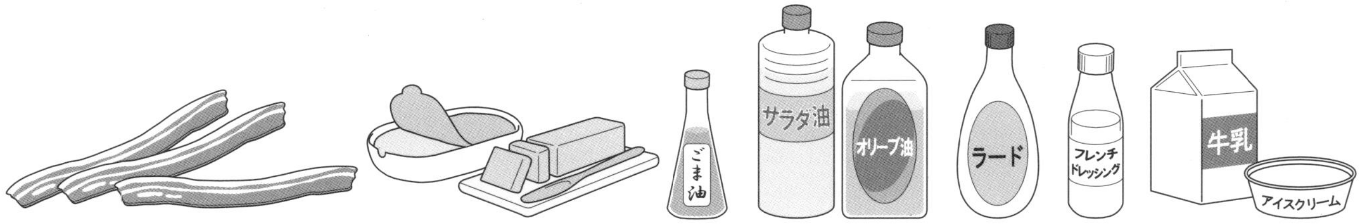

1日あたりの食品推奨摂取量

右記の表は、1日あたりの食品推奨摂取量をまとめたものです。ここでは特に「油を使った料理」について、注目して下さい。

肉類	60～70g
魚介類	80g
卵	1個
牛乳	200ml
油を使った料理	**1日1品**

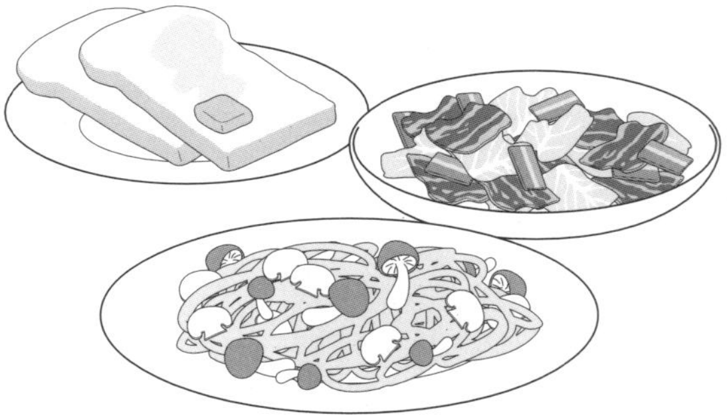

「油脂類の摂取が不足しないように注意する」について

国民栄養調査成績（平成15年）によると、日本人の脂肪エネルギー比は平均25.0%とあります。しかし、70歳以上では20.9%です。高齢者の脂肪エネルギー比は大きく落ち込んでいます。高齢者は、脂肪の摂取を控えているのです。

食物の消化能力の老化に伴う変化はまだ十分に分かっていませんが、胃酸の分泌量などは70歳代でもかなり多いことが分かっています。消化能力は歳をとっても十分に保たれているのです。

高齢者は油脂類が食べられない体になるのではありません。肉類と同じように、油脂類は高齢者の寝たきりを予防するうえで欠かせない食品です。高齢者の方々に普及啓発する際は「1日1品は、油を使ったおかずを食べましょう」が理解されやすいようです。

加えて、動物性の油脂類の使用を促さなければなりません。脂肪酸の摂取バランス比は、飽和（獣肉に多い）、単価不飽和（獣肉やオリーブに多い）、多価不飽和（魚に多い）がそれぞれ、ほぼ1：1：1がベストです。高齢者の魚と肉の摂取バランスから推定すると、飽和脂肪酸と単価不飽和脂肪酸の不足が考えられます。獣肉の油脂、乳脂肪の摂取を強調する必要があります。ホウレンソウのソテーもバターが入ると風味が増します。バターやラードなどの使用を意図的に奨めるべきです。

（※左図は、この文章を図式化して分かりやすくまとめたものです）

高齢者のコレステロール摂取量と脂肪エネルギー比の特徴

年齢階級ごとにコレステロール摂取量と脂肪エネルギー比を比較した図です。

右の図表のとおり、コレステロール摂取量は高齢者になるにしたがい低下していきます。脂肪エネルギー比も同様の傾向を示します。

高齢者はコレステロールと脂肪不足に陥っています。

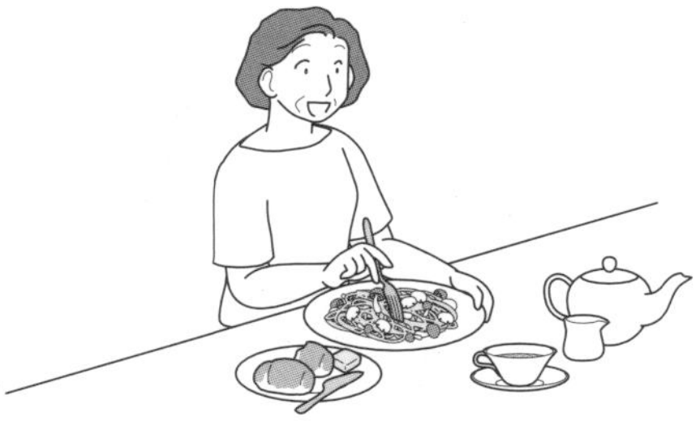

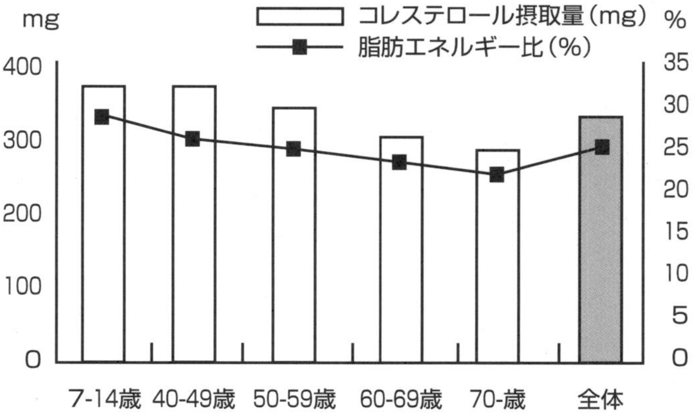

年齢階級ごとのコレステロール摂取量と脂肪エネルギー比
平成15年国民栄養調査成績より

●「食生活指針15カ条」の3（解説）

動物性たんぱく質を十分に摂取する

声かけ例「高齢期はコレステロール値を気にせず、動物性タンパク質を摂りましょう」

■高齢者の食事は中年期、熟年期に求められる生活習慣病予防を目指すものではありません。卵料理などコレステロールが高い食事は、高齢者の健康指標である「高次生活機能」の自立度の低下を予防します。「コレステロール値」を気にするあまり、知らず知らずのうちに栄養状態の低下に陥ってしまうことの方が多いのです。動物性タンパク質の十分な摂取は欠かせません。

高齢期の老化防止には、中年期・熟年期の生活習慣病予防とは異なり「動物性タンパク質」が必要

中年期、熟年期においては「生活習慣病」予防の視点から、低カロリー・低コレステロール食が強調されます。

しかし、高齢期はこのような食事は適しません。

肥満を防ぐことが最優先ではありません。低栄養状態に陥らないように、動物性タンパク質を十分に摂取する食事を心掛けるようにすることが大切です。

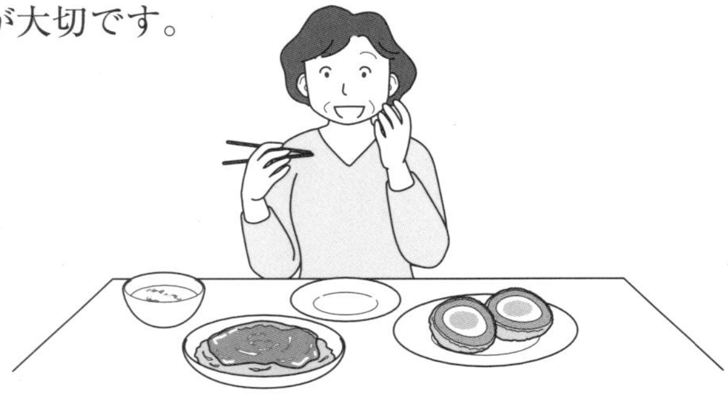

高齢者の心疾患にも関係する「老化」老化防止には動物性タンパク質!

日本人の75歳以上の高齢者の死因で、女性の1位、男性の2位が「心臓病」です。

心臓病発症には、体の栄養状態の良否が深く関わっていることが分かっています。

高齢期の心臓病や脳卒中は体の老化そのものが原因となります。

「コレステロール」の過剰摂取に注意するより、老化を加速させる低栄養状態に陥らないよう、進んで動物性タンパク質を摂取することがとても大切なのです。

1日あたりの食品推奨摂取量

右記の表は、1日あたりの食品推奨摂取量をまとめたものです。ここでは特に「動物性タンパク質」について、注目して下さい。

肉類	**60～70g**
魚介類	**80g**
卵	**1個**
牛乳	**200ml**
油を使った料理	1日1品

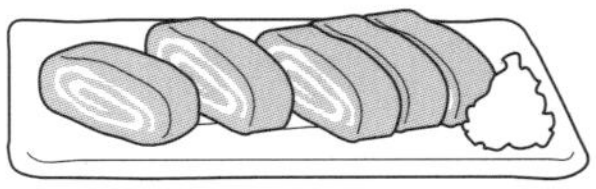

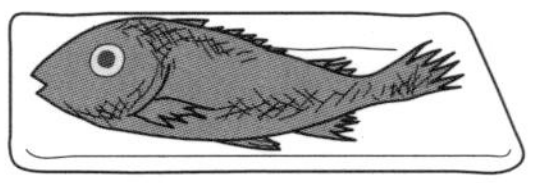

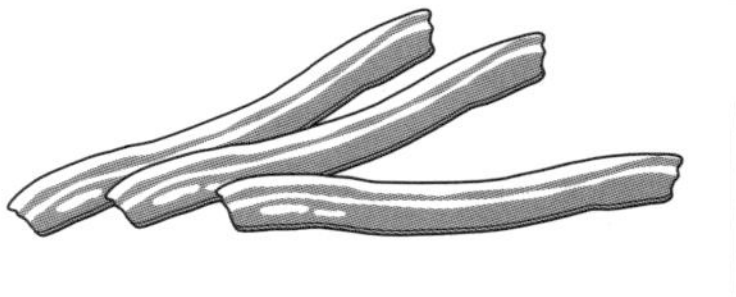

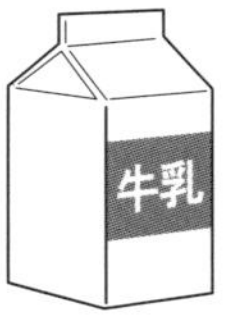

国が挙げる高齢者の栄養施策の問題点

厚生労働省は「日本人の食事摂取基準」を策定し、国民向けに栄養摂取量の基準値を5年に一度発表します。平成17年度以降の5年間（平成21年度まで）の基準値がつい最近発表されました。この基準値に目をやると推定平均必要量という項目があります。

この値は、年齢階級ごとに設定され、各年齢階級の半分の人が体に必要な量を満たしてると推定される水準値です。逆に「半分の人が必要な量を満たしていないと推定される値」と解釈することもできるのです。つまり超最低ラインです。

国民栄養調査成績（平成14年）で70歳以上高齢者のタンパク質摂取量の分布によれば、いわゆるこのぎりぎりの最低ライン（男性50g、女性40g）さえも満たしていない高齢者が男女とも約20％（男性の場合、摂取量の低い順に並べて10番目が45.8g、25番目が58.8gであることから推測すると）いることが分かります（50～69歳の年齢層では概ね7～8％です）。70歳以上の調査対象の身長測定の条件が自立・直立であることから、生活機能障害の高齢者は除外されているはずです。地域で自立した生活を営んでいる元気な高齢者の相当数が、絶対的なタンパク質摂取不足に陥っている可能性があるのです。低栄養リスクを抱えた元気な高齢者が非常に多い、というこの現状が意外と知られていないのです。

加えて、高齢者の方々に奨める栄養摂取量にも大きな問題があります。70歳以上のタンパク質摂取量の平均値（平成15年調査成績）が男性74.3g、女性62.4gであるのにも関わらず、推奨量（個人が習慣的にこの量を摂取すればまず不足ではない量）は男性60g、女性50gに設定されています。このような値を設定したのでは、タンパク質の摂取が抑えられてしまうのです。

70歳高齢者の平均余命（健康の総合指標）は伸び続けています。どんどん老化が遅れ、健康度が良好になっているのです。少なくとも現時点の状況証拠からみれば、国民栄養調査成績における70歳以上高齢者のタンパク質摂取量の平均値が日本人の高齢者にとってはベストなのです。

70歳以上高齢者のタンパク質摂取量の推奨値は、男性70～75g、女性60～65gと考えられます。

日本人は世界一健康な民族なのです。その平均像を目指すことが老化の先送りに繋がるのです。

肉と魚の摂取は1:1程度の割合にする

声かけ例「同じ主菜を食べていませんか？ 1日に必ず肉料理と魚料理を食べましょう！」

「肉と魚の摂取は1：1程度の割合にする」について

この項目は、多様な動物性タンパク質食品の摂取を促すためのものです。

世界一寿命の長い、すなわち老化の遅い日本人全体の平均が肉類76.9g、魚介類86.7g（平成15年国民栄養調査）です。それが、70歳以上のみでみるとそれぞれ45.0g、96.5gとなります。これらを摂取重量比で比較すると、日本人全体平均で1：1.1で、70歳以上では1：2.1となります。タンパク質摂取量は、全体平均で71.5g、70歳以上で67.4gと大きな水準差はありません。いかに、高齢者のタンパク質食品の摂取バランスが崩れているか分かります。

高齢者も、世界一老化の遅い日本人の平均像の肉1：魚1に近づければ、より栄養状態が改善され、さらに老化が遅れるはずなのです。

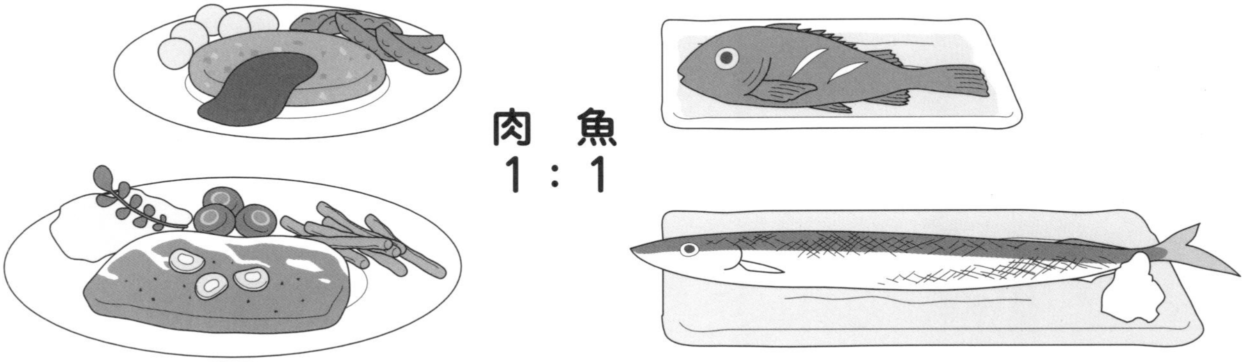

1日あたりの食品推奨摂取量

右記の表は、1日あたりの食品推奨摂取量をまとめたものです。ここでは特に「肉類」「魚介類」について、注目して下さい。

肉類	**60〜70g**
魚介類	**80g**
卵	1個
牛乳	200ml
油を使った料理	1日1品

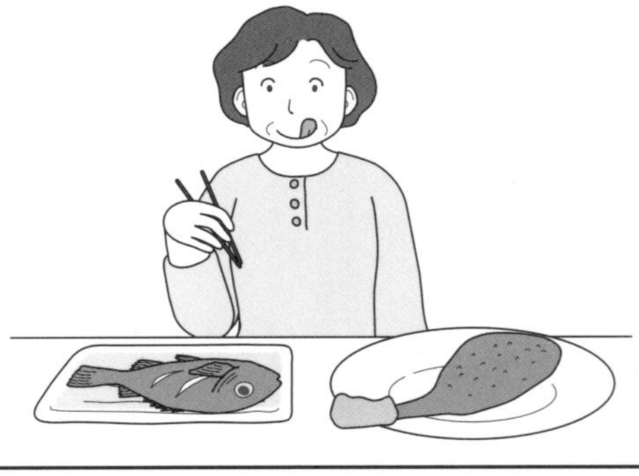

肉は、さまざまな種類を摂取し、偏らないようにする

声かけ例「さまざまな肉のおいしさを体感しましょう！」

寝たきり予防の鍵を握る食品「肉類」

牛・豚・鶏肉など様々な種類を摂取し、肉のおいしさを体感することが必要です。高齢者（70歳以上）のコレステロール摂取量は286mgと、小学校に入る前の子どもたち（1～6歳：234mg,平成15年　国民栄養調査）と近似した値となっています。高齢者は明らかにコレステロールの摂取不足です。脂身が適度にある肉をむしろ積極的に食べる必要があります。そもそも肉は脂肪が程よくあるからおいしいのです。

また、肉類は寝たきりの予防に効果があることも分かっています（P7図表2参照）。調理法などを工夫して、ぜひ積極的に肉料理を食べるようにしましょう。

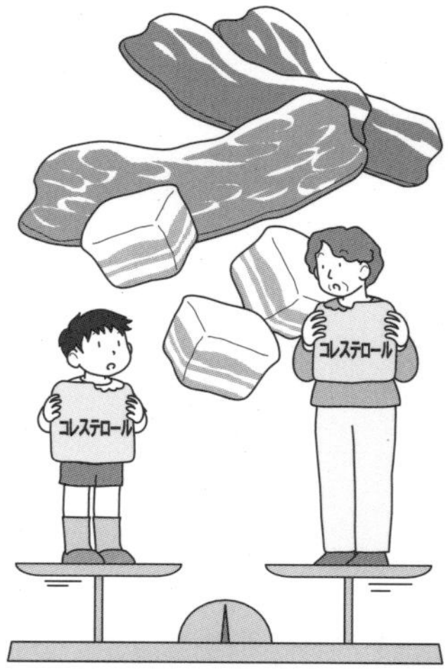

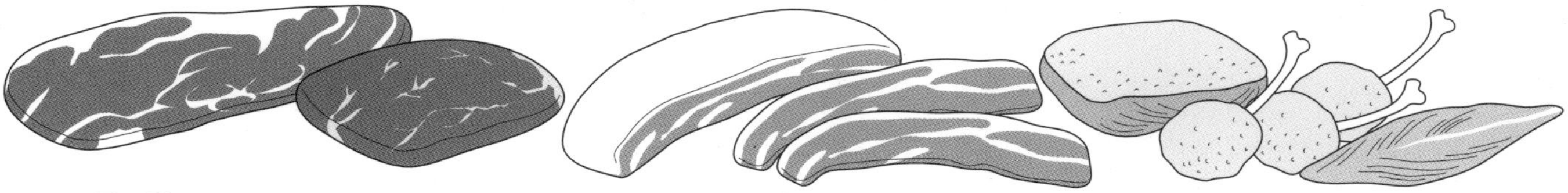

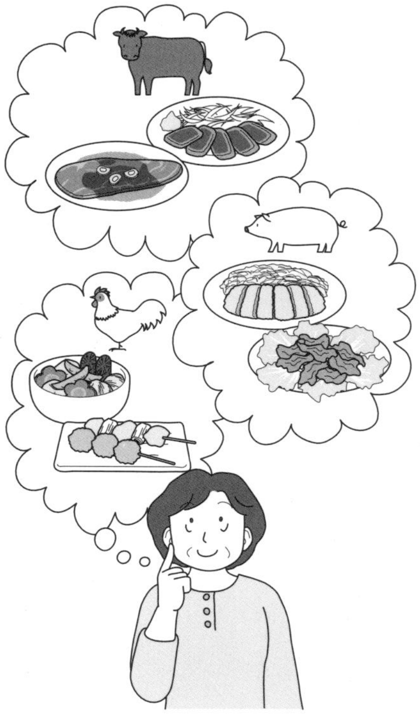

肉料理の調理法を工夫しましょう

素材の調理法には「焼く」「炒める」「揚げる」「煮る」「蒸す」など、じつに多種の方法があります。

それらを肉料理の場合で、一度考えてみてください。いくつの料理を思い浮かべることができますか？

牛・豚の脂身は常温では固形化しています。おいしく食べるコツは、必ず加熱することです。電子レンジをうまく使い、冷えた肉料理をおいしく食べましょう。

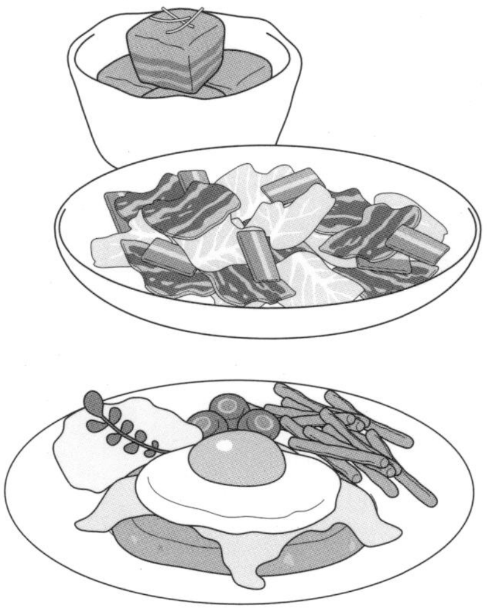

● 「食生活指針15カ条」の6（解説）

牛乳は、毎日200ml以上飲むようにする

声かけ例「牛乳が飲めない人は、ヨーグルトを食べましょう。特に生乳ヨーグルトがおすすめです」
※低脂肪乳を選ぶ必要はありません！

■牛乳をよく飲む人ほど老化に伴う「物忘れ」の進行を予防できることが分かりました。これは、約700名の認知機能に全く問題のない平均年齢72歳の元気高齢者を2年間追跡して探り当てたものです。

認知機能は加齢に伴いわずかずつ低下しますが、牛乳をよく飲む高齢者が2年間に約1点認知機能が落ちるのに対し、ほとんど飲まない高齢者は、1.5倍の速度で物忘れが進むことが分かりました。この関係は非常に直線的です（右の図表参照）。

このような結果があらわれるメカニズムはいくつか考えられますが、最も有力なのがビタミン B_{12} の関与です。高齢者の血液中のビタミン B_{12} の濃度は、牛乳や乳製品の摂取量で規定されることがアメリカの研究で分かっています。高齢者の老化にともなう物忘れを進ませる原因物質にホモシスチンという物質があります。これが体内で蓄積されると「物忘れ」がひどくなります。このホモシスチンを体から追い出すのにビタミン B^{12} が重要な役割を演じます。つまり、牛乳をあまり飲まない人は体にホモシスチンが蓄積され、物忘れがひどくなっていくというわけなのです。

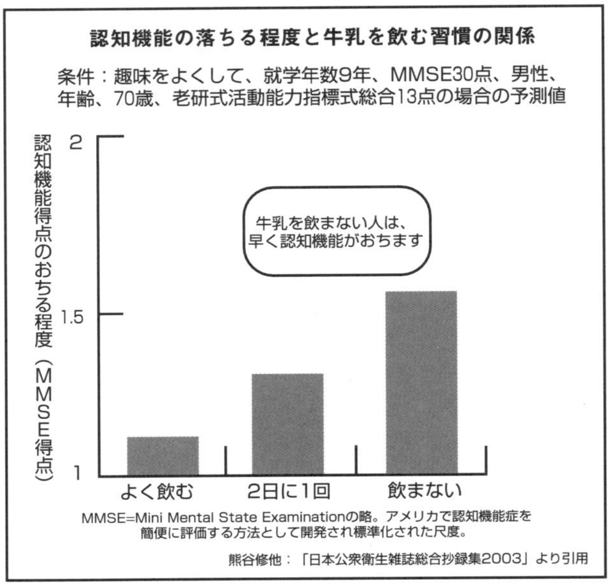

条件：趣味をよくして、就学年数9年、MMSE30点、男性、年齢、70歳、老研式活動能力指標式総合13点の場合の予測値

MMSE=Mini Mental State Examinationの略。アメリカで認知機能症を簡便に評価する方法として開発され標準化された尺度。
熊谷修他：「日本公衆衛生雑誌総合抄録集2003」より引用

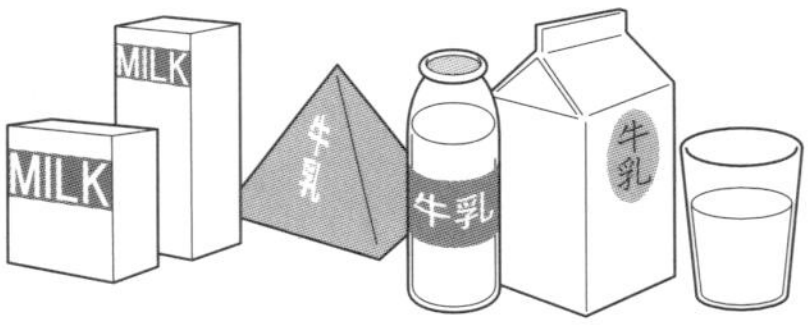

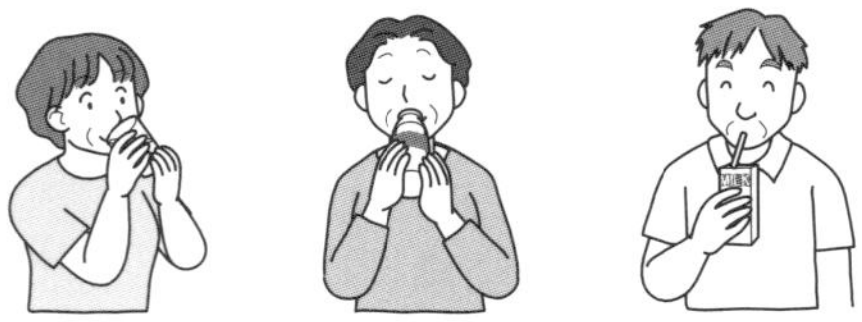

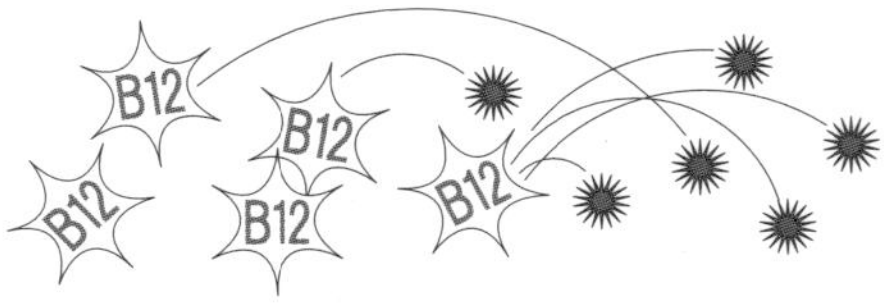

1日あたりの食品推奨摂取量

右記の表は、1日あたりの食品推奨摂取量をまとめたものです。ここでは特に「牛乳」について、注目して下さい。

肉類	60～70g
魚介類	80g
卵	1個
牛乳	**200ml**
油を使った料理	1日1品

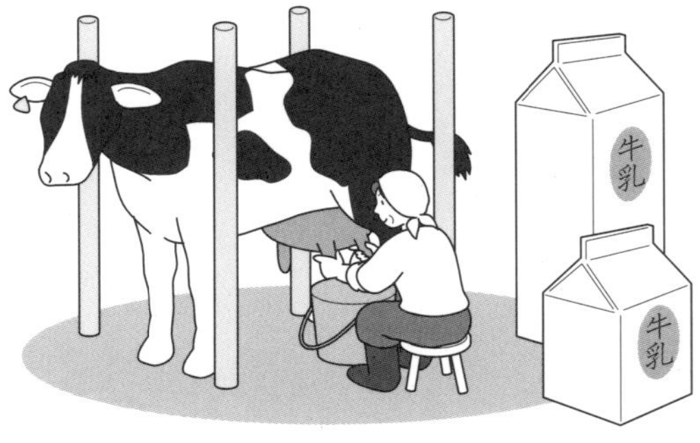

野菜は、緑黄色野菜、根菜類など豊富な種類を毎日食べる。火を通して十分摂取する

声かけ例「今の旬の野菜を、いくつ思い浮かべることができますか？」
「好きな野菜料理をいくつも挙げましょう！」

■野菜の多くはミネラルやビタミン類、食物繊維が豊富です。健康維持のために、野菜を欠かすことができませんので、たくさん摂取できるように工夫を考えましょう。

たとえばこんなアクティビティ………野菜たっぷり鶏とキャベツのあえもの

ここでは「野菜に火を通す料理」の例として「鶏とキャベツのあえもの」を紹介します。

①

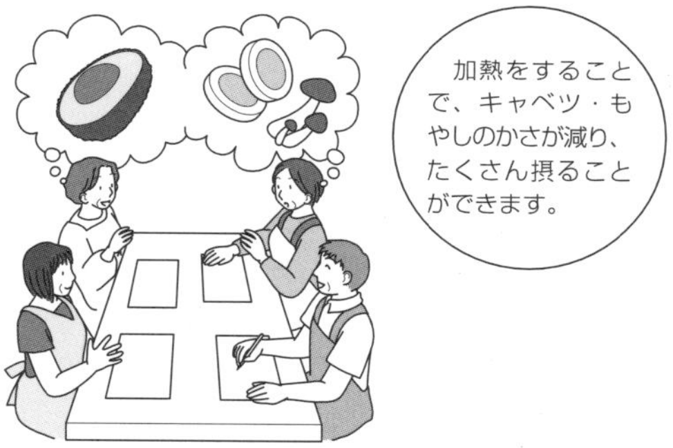
加熱をすることで、キャベツ・もやしのかさが減り、たくさん摂ることができます。

①グループごとに「鶏とキャベツのあえもの」を作ります。必要な材料や作り方は右に掲載しています。
グループごとに「鶏とキャベツのあえもの」をベースにしたオリジナルな工夫を加えた「オリジナル料理」を考えます。
例えば、“好きな食材を加えてみる”などです。

②

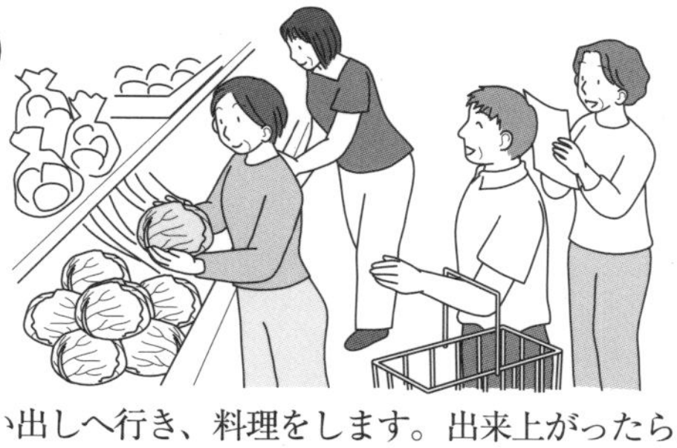

②買い出しへ行き、料理をします。出来上がったら、グループごとにその料理に名前をつけましょう。
食事後、感想などを前で発表しましょう。

※食材を購入するプロセスは高齢者にとって非常に重要です。旬を体感し、食事情（価格など）を知ることは、食生活改善意欲を引き出すのに有効な行為です。

【鶏とキャベツのあえもの】

【材料（二人分）】
蒸し鶏1/3枚分（※蒸し鶏の作り方はP39を参照）、キャベツ1～2枚、モヤシ50g、ごまマヨネーズ（マヨネーズ大さじ1、すりごままたは練りごま小さじ2）

【作り方】
①キャベツを千切りにし、モヤシは洗って耐熱容器に広げ、ラップをして電子レンジで約2分加熱します。
②取り出して蒸し鶏と一緒に器へ盛り、ごまマヨネーズをかけます。
※かけるのは、市販のごまだれでもよいでしょう。

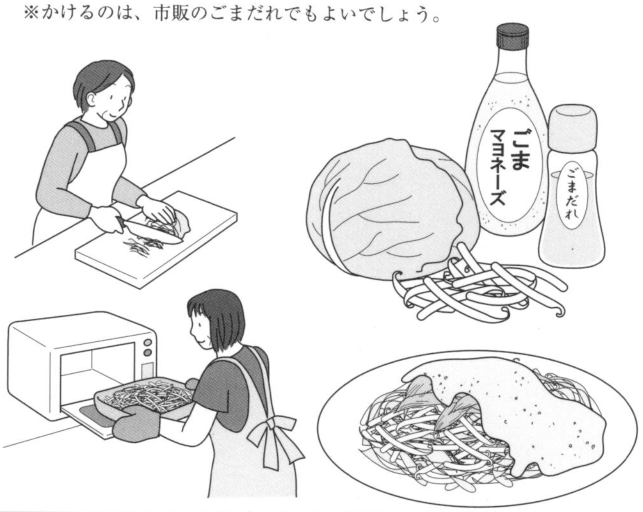

食欲がないときには、特におかずを先に食べ、ごはんを残す

声かけ例「箸はこびは、まずおかずへ！」

■さまざまな栄養素を摂取しているか否かは、おかずを十分に食べているかで決まってしまいます。食欲がどうしてもわかず、ご飯が食べられないという時は、おかずを優先して食べましょう。右頁に、おかずになるサラダ料理を掲載しています。ぜひ覚えて、実際に作ってみてください。

「ゆで豚サラダ」（P37）

マヨネーズについて

高齢者の脂肪摂取量は、低すぎる水準にあります。マヨネーズは嗜好調味料として高齢者に適しています。最近「コレステロールを下げる効果がある」などという製品もあるようですが、高齢者には特に必要ありません。

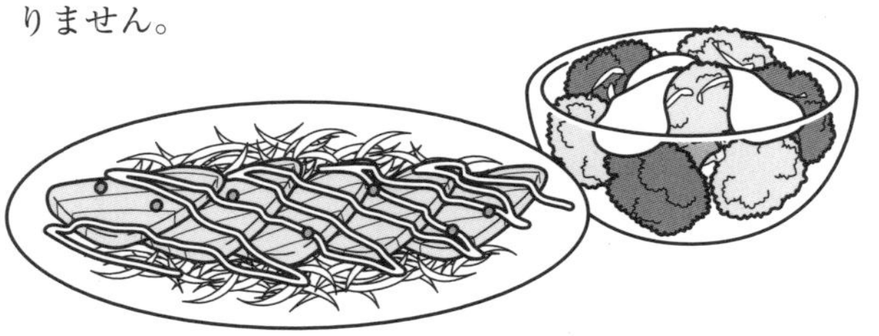

わさびの効能

日本で古くから親しまれている香辛料で、「食欲増進効果」や「魚の生臭さの消臭作用」などがあります。わさびは意外なほど、多くの料理になじみます。また、含まれているアリル芥子油（辛味成分）は揮発状態で抗菌活性に富んでおり、食中毒菌の「腸炎ビブリオ菌」「サルモネラ菌」「O-157」などに対して増殖抑制効果を発揮します。

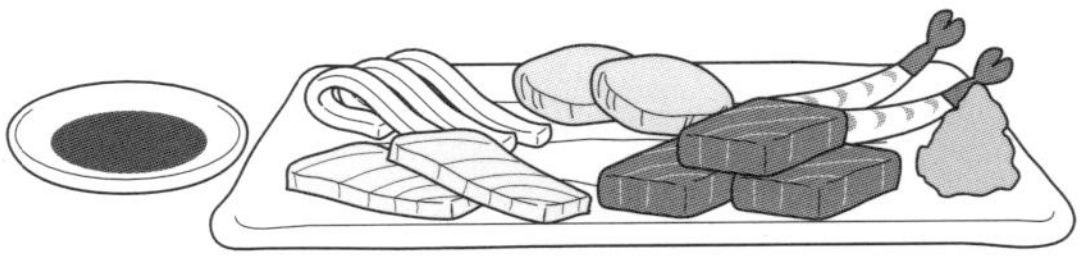

後片づけも簡単

「ゆで豚サラダ」など、調理器具をあまり多く使わない料理の場合、後片づけも簡単に済みます。

「料理は後片づけが面倒だから」という人は、食器をあまり多く使わないように料理をすることも、一考です。調理が日常生活のアクセントになるよう、自分流の食事デザインを創作する楽しみを見いだしてください。

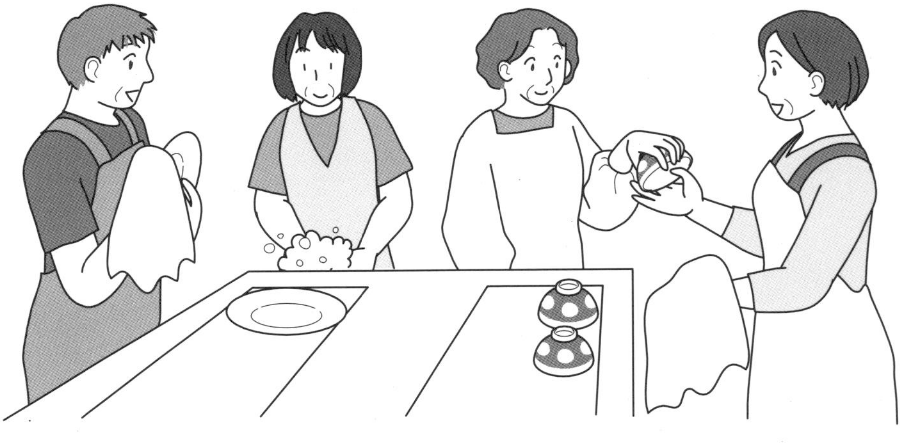

たとえばこんなアクティビティ………即席のゆで豚サラダ

ここでは「栄養のあるおかず料理」の例として「ゆで豚サラダ」を紹介します。

①

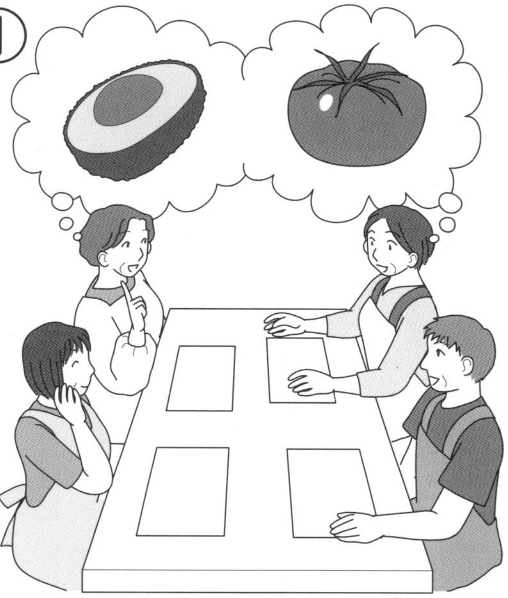

①グループごとに「ゆで豚サラダ」を作ります。必要な材料や作り方は下に掲載しています。グループごとに「ゆで豚サラダ」をベースにしたオリジナルポイントを加えた「オリジナル料理」を考えます。
例えば、“好きな食材を加えてみる”“タンパク質をねらってゆで卵を添える”などです。

②

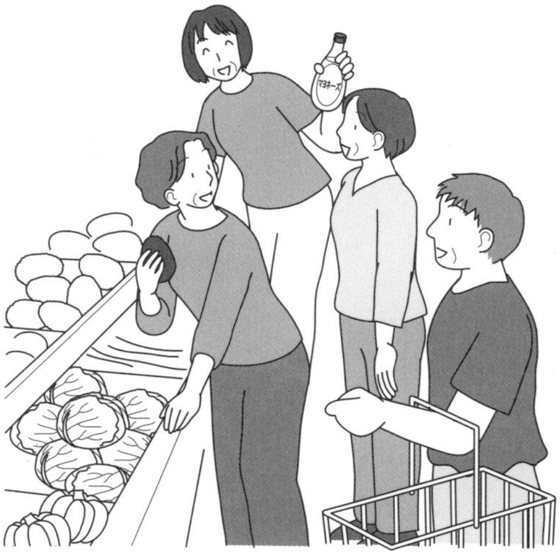

②買い出しへ行き、料理を行ないます。出来上がったら、グループごとに、その料理に名前をつけましょう。
食事後、感想などを前で発表しましょう。

【ゆで豚サラダ】

【材料（二人分）】
うす切りロース肉（好みの量）、キュウリ1本、マヨネーズ大さじ2、練りわさび適量

【作り方】
①キュウリは縦半分に切ってから、斜め薄切りにします。
②マヨネーズと練りわさびを混ぜて、ゆでたうす切りロース肉とキュウリをあえます。

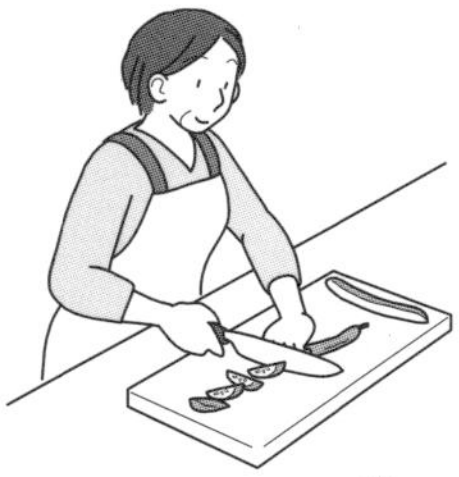

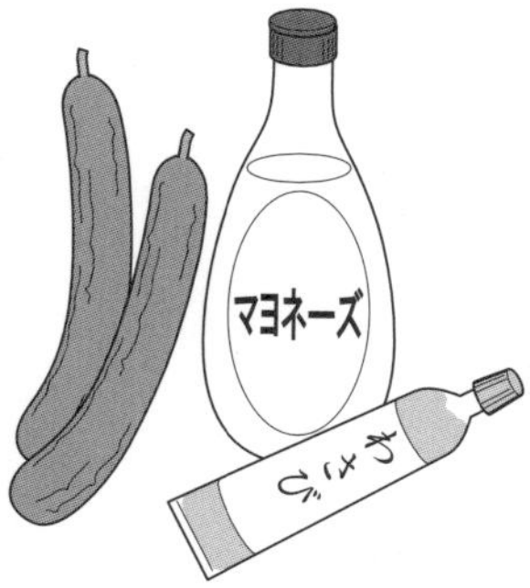

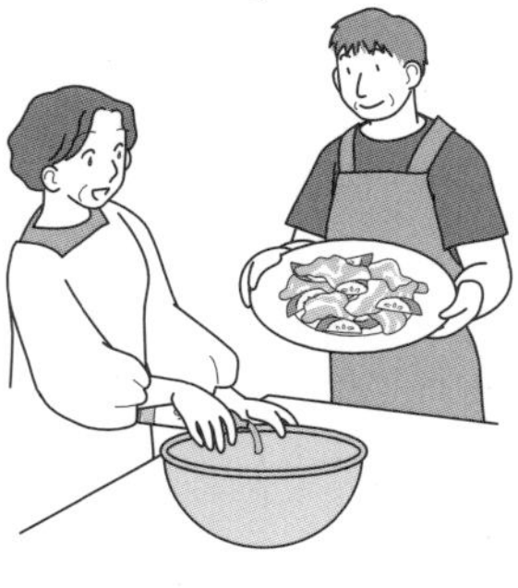

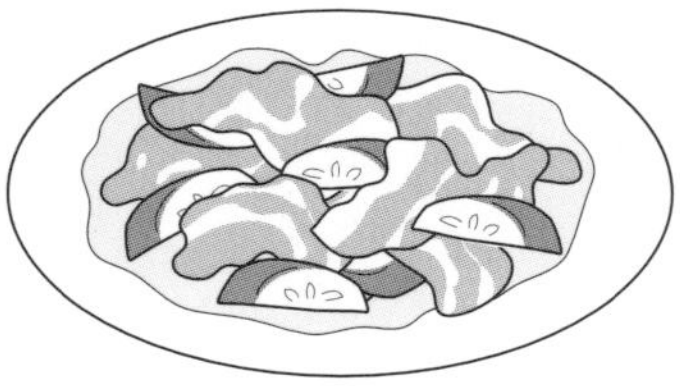

食材の調理法や保存法を習熟する

声かけ例「食材の調理法や保存法を、たくさん知っておきましょう」

■高齢期になり老化が進むと感覚器の衰えが大きな健康問題になります。視覚の衰えは、遠近視力だけではなく白内障などにより色調の認知にも及びます。例えばカビの生えていることに気づかず食べてしまうことがありえるのです。正しい食材の調理法と保存法の情報提供などが大切です。

保存のできる食材・方法など

●イモ類は涼しい所で保存する
●切った食材は、ラップをして冷蔵庫にしまう
●野菜は乾燥しないように、湿らせたペーパータオルとポリ袋で、ふんわりと保存する
●パンは冷凍庫で3週間程度の保存が可能です
保存のできる食材や方法を自分で修得しましょう。

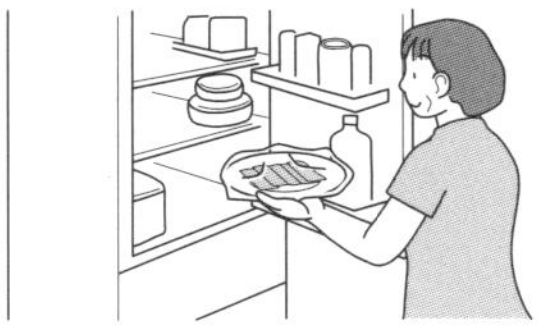

「あらかじめ下ごしらえをしておく」ということ

「野菜の皮をむいておく・面を取っておく」「魚の内臓を取り除いておく・身を下ろしておく」「スープや出汁を取っておく」などのこと。食材を湯にくぐらせる、なども下ごしらえの一つです。

基本的に、食材は4時間以上、冷蔵庫の外に出しておかないのが好ましいとされています。下ごしらえの済んだ食材ですぐに使わない場合は、早めに冷蔵庫へ保存しましょう。

短時間で効率よく料理をできる方法を探してみましょう。

料理をするための“動機付け”

●漠然と「料理を作る」のではなく、誰かのために作る
●料理を趣味にする
●料理の中で、得意分野や得意メニューを見つける
などといった工夫を凝らしてみましょう。
また料理をする中で、食材に対する知識を増やしていきましょう。

冷蔵庫での保存の工夫

●冷蔵庫の在庫表を作る／メモ用紙などに記入した物を、冷蔵庫の扉に貼っておく

●賞味期限を把握しておく／賞味期限の近い物は、目につくように、冷蔵庫の手前に置いておく

●保管する容器は透明な物を使う／中身や量を把握しやすいようにする工夫

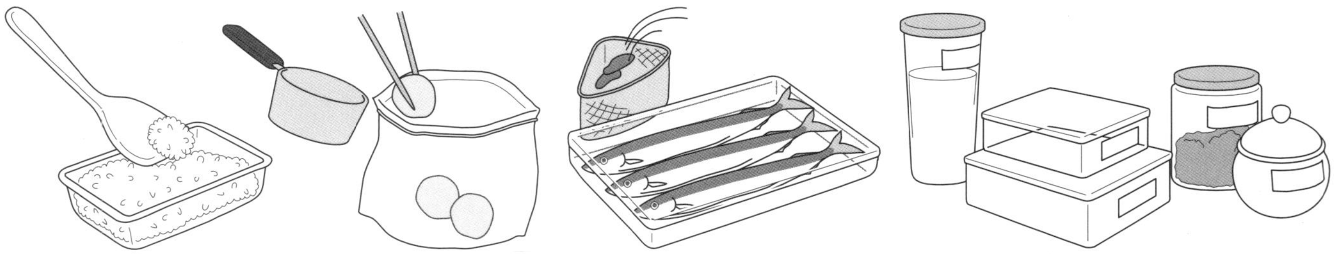

たとえばこんなアクティビティ………いつでもお役立ち蒸し鶏

ここでは「保存可能な食材」の例として「蒸し鶏の作り方」を紹介します。

①

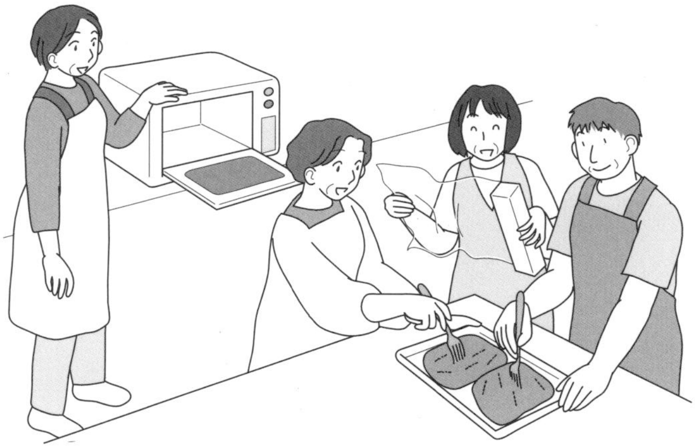

①グループごとに「蒸し鶏」を作ります。必要な材料や作り方は下に掲載しています。

②

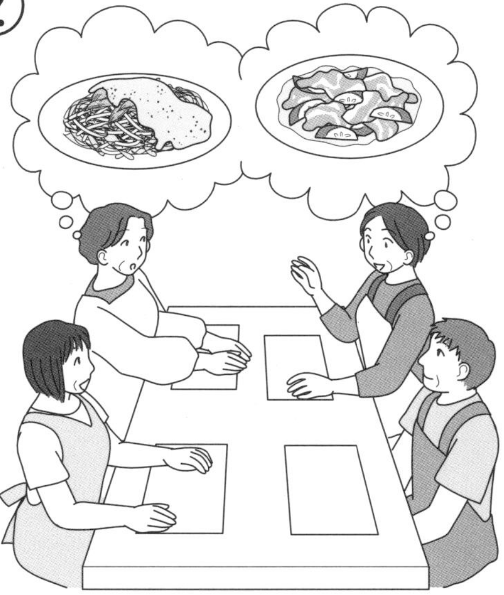

②後片づけを終えたら、蒸し鶏を使って何を作るか、プランを考えてみましょう。面白いアイデアがあったら、参加者の前で発表をするなどもよいでしょう。

【蒸し鶏】

【材料（二人分）】
鶏むね肉（またはもも肉）1枚、酒大さじ1、塩少々

【作り方】
①鶏肉は黄色い脂肪を取り除き、フォークなどで刺して穴をあけます。耐熱容器に入れて酒と塩を振り、ラップをします。ラップに竹串などで刺して数カ所穴をあけ、電子レンジで3～4分加熱します。
②手で触れられるくらいに冷めたら、取り出しましょう。手で細く裂き、保存容器に入れて冷蔵庫で保存します。
※サラダやあえもの、炒めものや汁ものに使えます。3～4日もちますが、それ以上保存したい時には、ラップに包んでポリ袋に入れて冷凍すれば、約1ヶ月もちます。

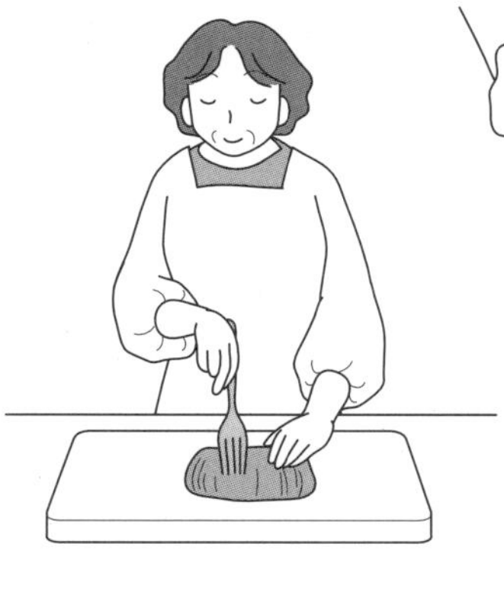

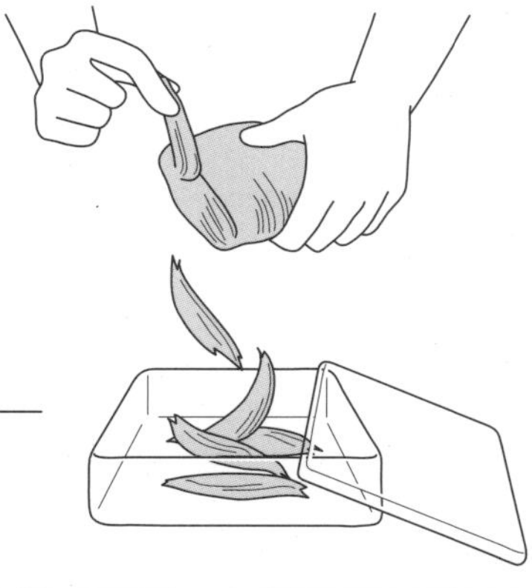

酢、香辛料、香り野菜を十分にとり入れる

声かけ例「酢や香辛料、香り野菜を効果的に使って、食事内容を豊かにしましょう」
「食事は五感で楽しみましょう」

「酢、香辛料、香り野菜を十分にとり入れる」について

肉料理・魚料理に香り野菜を添えると、その芳ばしい香りから食欲がそそられ、料理をおいしくします。酢・香辛料・香り野菜を上手にかつ効果的に使うようにしましょう。

食事は五感で楽しむものです。香り・色あいは料理を引き立てる大切な要素です。同じ料理でも盛り付け、新たな添え物で全く違う料理ができあがったりもします。

料理の創作は無限の広がりがあります。

この食事の工夫を介した、クリエイティブな生活の営みを目指してみましょう。

酢の効果

酢は独特の酸味と香りが特長で、魚や肉など、素材が持つ旨味を引き出します。また、たいていの素材との相性がよく、料理の際に重宝する調味料です。

また、酢を肉の煮込み料理で使えば、肉の風味を損なわず、柔らかく調理することができます。

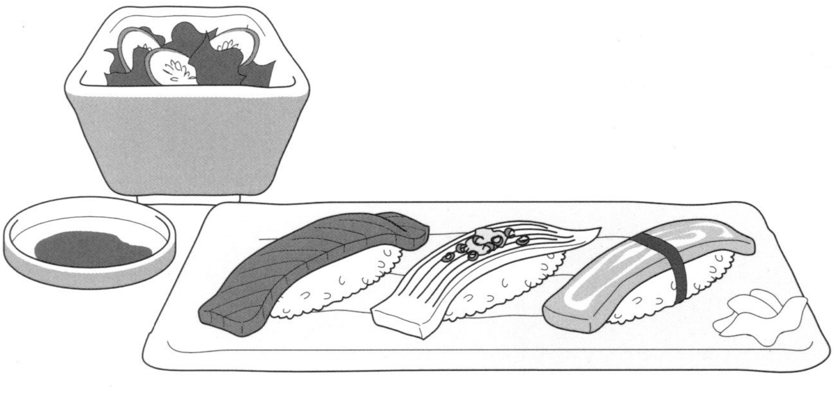

香辛料の体への効果

調理の際に独特の香りや辛味、色などで料理を表情豊かに仕立ててくれます。また、食欲を増進させる効果もあります。

臭みのある食材には、「臭い消し」として効果的に使用してみましょう。

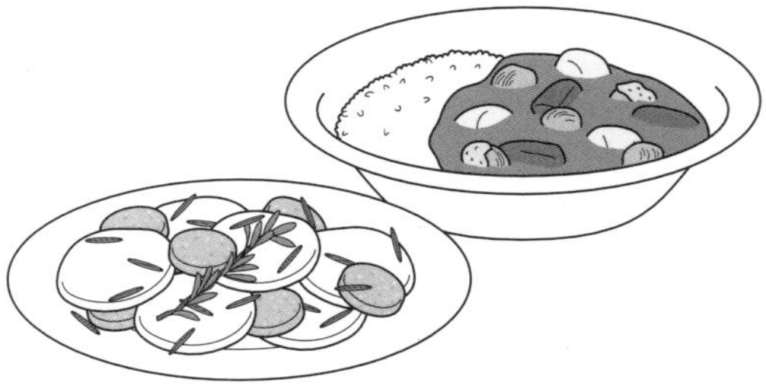

調味料をじょうずに使い、おいしく食べる

声かけ例「みなさんは、どんな調味料を知っていますか？」
「使う食卓調味料はワンパターンになっていませんか？」

「調味料を上手に使い、おいしく食べる」について

研究対象のある高齢者集団では、約半数が医療機関で血圧の管理を受けています。高齢者の方々は、薬を使いながら血圧をうまくコントロールしています。血圧管理の達人なのです。

高齢者では、老化により味覚の閾《いき》値《ち》（味を感じる濃度の下限）が上昇しています。特に80歳頃から著しくなるようです。高齢期は高めの血圧を理由に過度な減塩を強要するとおいしさを感じない味気のない食事となります。おいしく感じ、食が促されるように調味料を上手に使うよう心掛けるべきです。どうしても塩分が気になる人は、強い旨味を味わえる干しシイタケを使い調理するとよいでしょう。

食卓調味料は、塩、コショウ、しょうゆ、ソースにこだわらず、ケチャップ、マスタード、ポン酢、すりゴマ、からし味噌などもあってよいはずです。同じメニューでも新しいおいしさを自分で創出することは食の楽しみを醸し出すものです。

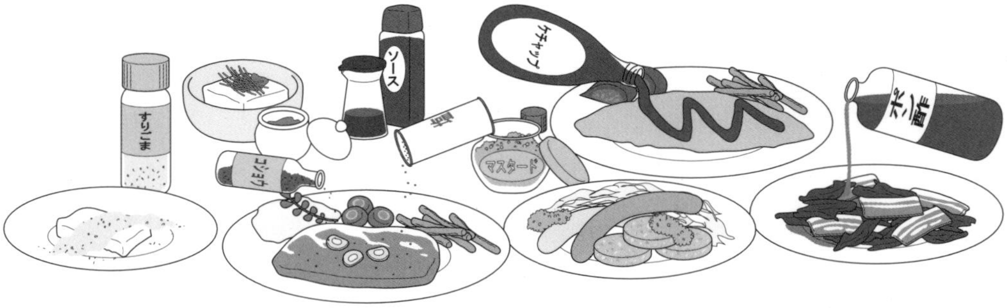

同じ食材でも「和・洋・中」早変わり!

●洋風ドレッシング
●和風ドレッシング
●中華風ドレッシング
●ごまドレッシング
●フレンチドレッシング
など、たくさんあります。料理に合わせて選びたいものです。

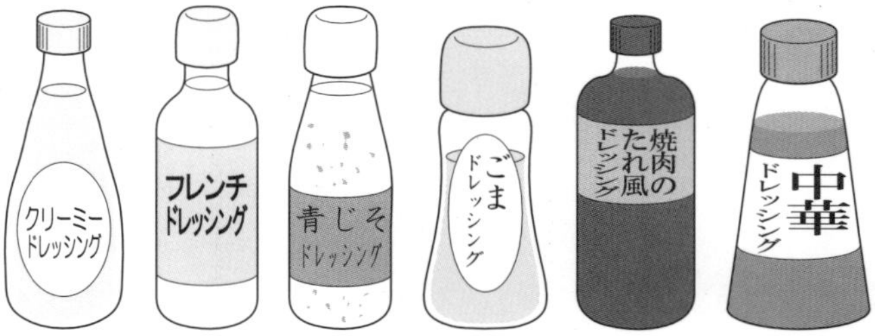

和風、中華、洋風とさまざまな料理をとり入れる

声かけ例「和食、中華、洋食など、バラエティー豊かに食事を楽しみましょう」

■和食はバランスに優れ、中華には油脂のおいしさを味わえる料理が多くあります。また、洋食には牛乳・乳製品の旨味が分かる料理が多いなど、それぞれの料理にはそれぞれの良さがあります。和食ばかりなど、偏った食事を摂っていませんか？　食を豊かにするためにも、さまざまな料理を食事に取り入れましょう。食の多様性が、栄養改善を促します。

1日あたりの食品推奨摂取量

右記の表は、1日あたりの食品推奨摂取量をまとめたものです。改めて確認してみましょう。

肉類	60～70g
魚介類	80g
卵	1個
牛乳	200ml
油を使った料理	1日1品

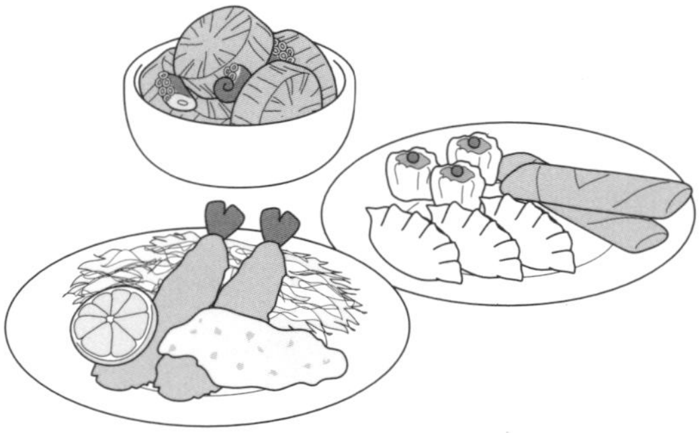

たとえばこんなアクティビティ…自分の嗜好の変化に気づく

①

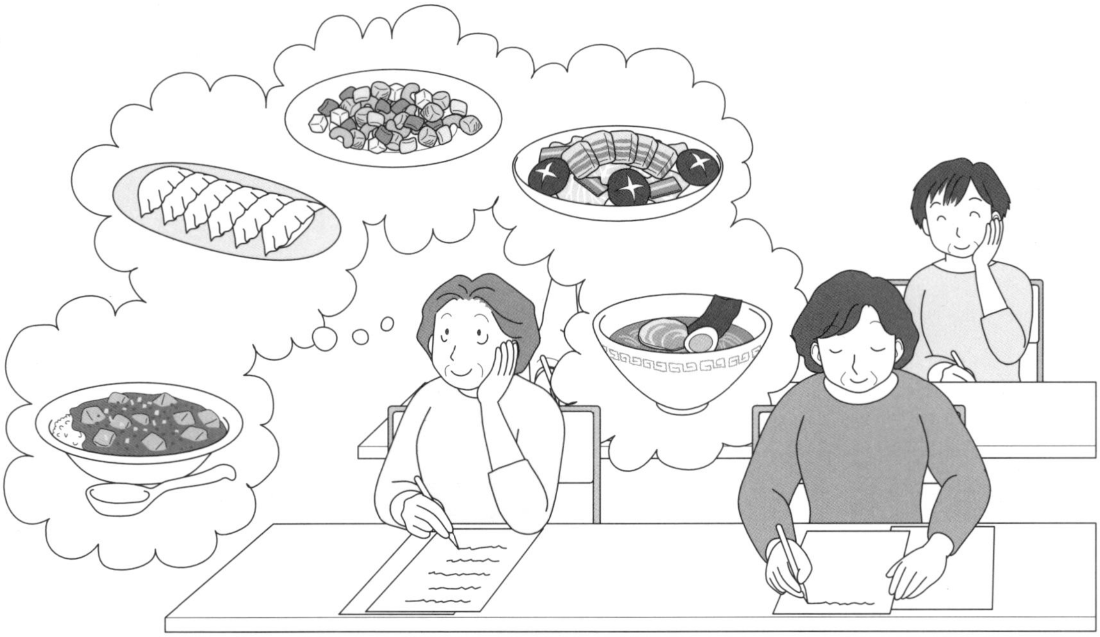

①昔（中年期）に自分が好きだったメニューを5つ挙げて、紙に「昔好きだったメニューベスト5」を書き出しましょう。

②

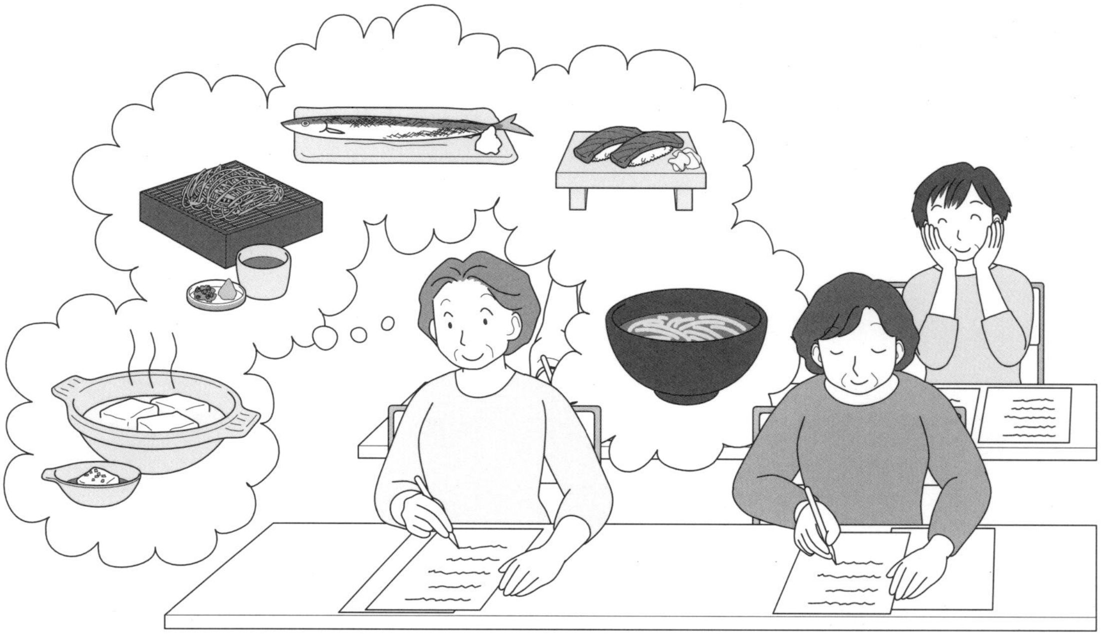

②今の自分が好きなメニューを5つ挙げて、紙に「今好きなメニューベスト5」を書き出しましょう。

③

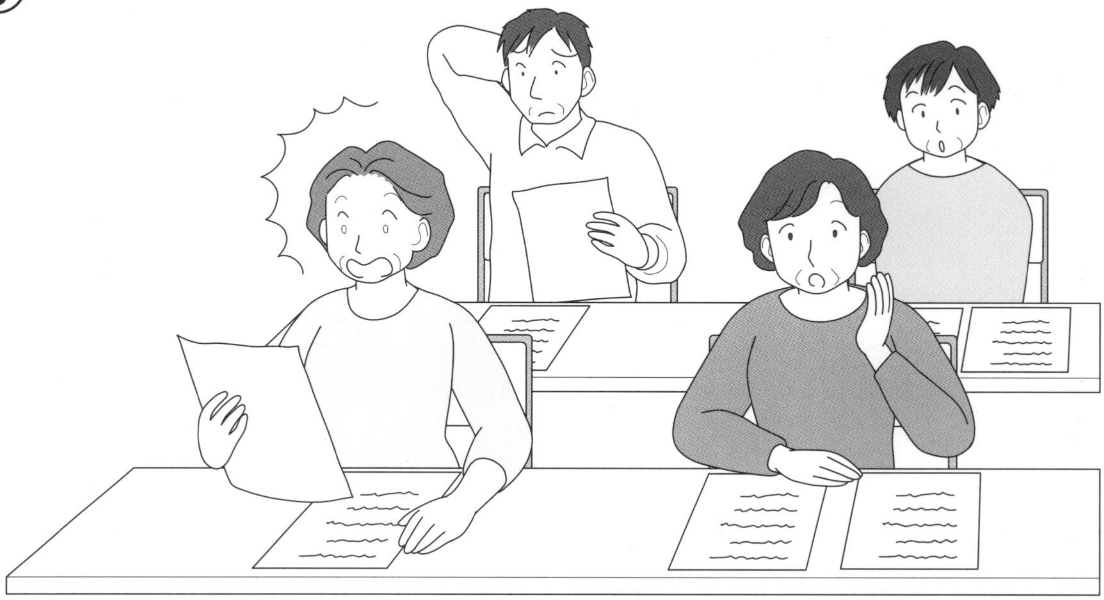

③昔と今の「好きなメニューベスト5」を見比べてみて、どのような変化がありますか？ 自分の嗜好の変化に気づきましょう。

● 「食生活指針15カ条」の13（解説&アクティビティ）

会食の機会を豊富につくる

声かけ例「友人・知人との外食や、屋外での食事は、気持ちがワクワクしますね」

■食生活だけでなく日常生活も併せて見直すことで、栄養改善が進みます。一人暮らしの高齢者にとって、食生活学習会や会食などは外出が伴うことから、栄養改善はもちろん閉じこもり予防の効果も期待できます。ボランティア活動に参加している高齢者は、そうでない人に比べ食欲が3倍以上あることが分かっています（P65参照）。

高齢者世帯構成別にみた食事メニュー決定理由の比較

下の図表は、夫婦二人暮らし世帯と一人暮らし世帯の約700人を対象にした調査です。

食事のメニューを決める理由は、一人暮らしの高齢者の45%が「自分の好み」で決めているのに対して、二人暮らし世帯の多くが「栄養のバランス」や「料理サイクル」で決めているのが分かります。一人暮らしの方が、食品摂取の多様性が低下しがちであることが推測されますので、より食品摂取の多様性を促す必要性があるでしょう。たくさんの人と食べる会食は、そのための一つの方法なのです。

高齢者世帯構成別にみた食事メニュー決定理由の比較

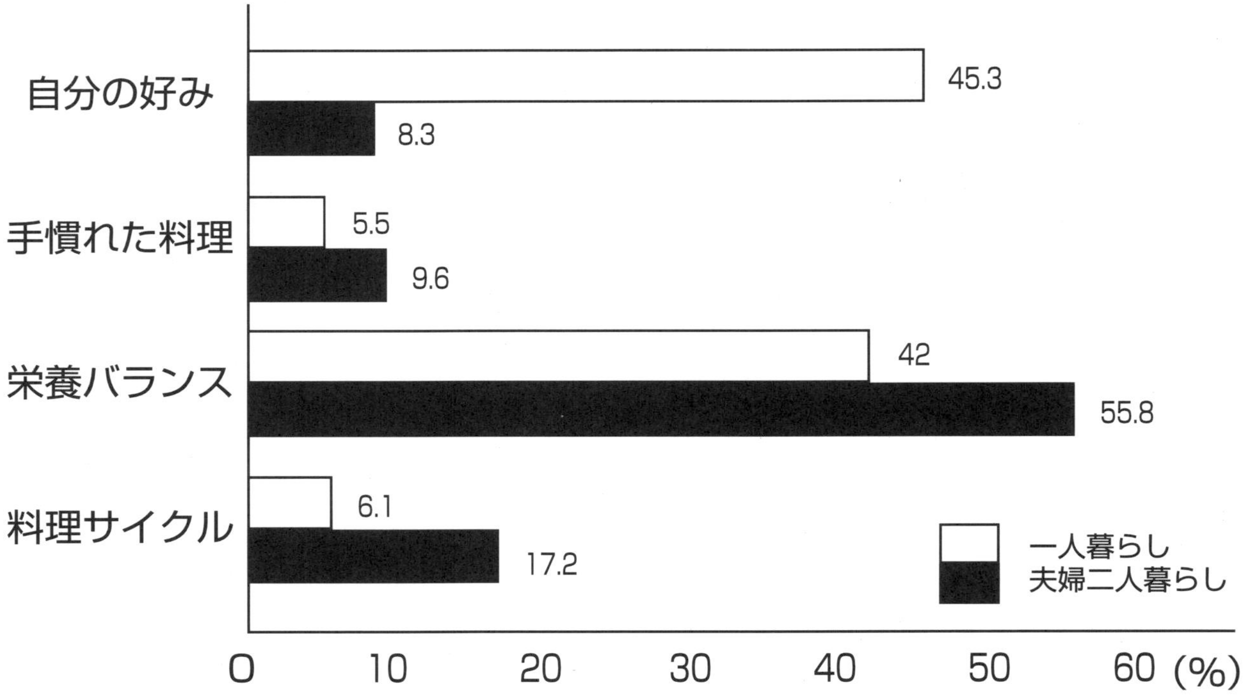

出典：熊谷修他：総合ケア,11,6-11,2001.

たとえばこんなアクティビティ……… 3度の食事を想定し、バイキングメニューをデザインする

※このアクティビティを行なう前に、①何もテーマを決めずに行なう（自分の普段の食生活スタイルが反映されます）、②「朝食」「昼食」「夕食」で試してみる。2つ以上の食事で行なうようにしてください。

①

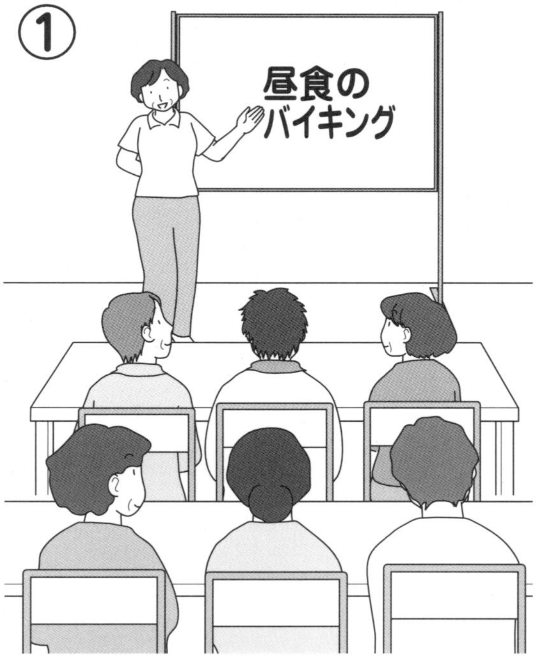

①バイキングの食事をいくつか決めます。
例えば「朝食」「昼食」「夕食」などとし、食事の数だけ紙を用意しましょう。紙には好きな“取り皿”を描きます。

②

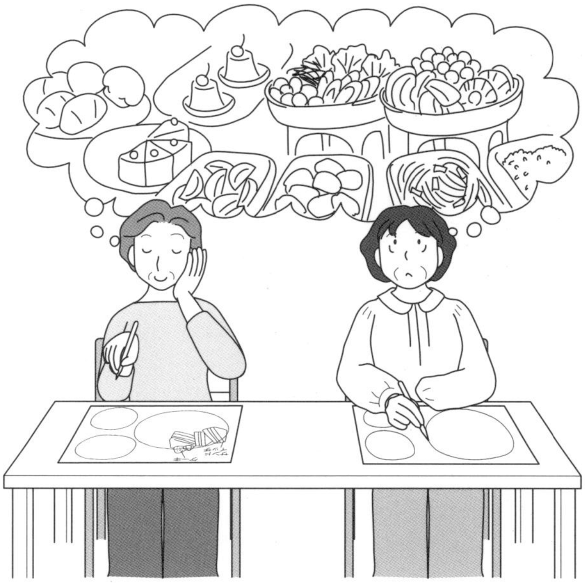

②各食事ごとのバイキング料理を、自分の好きなように描き込みます。文字だけでなく、絵で描き込み着色などすると、なお楽しいでしょう。料理は考えられるだけ豪華なものを描き、またスープ類なども忘れないようにします。

③

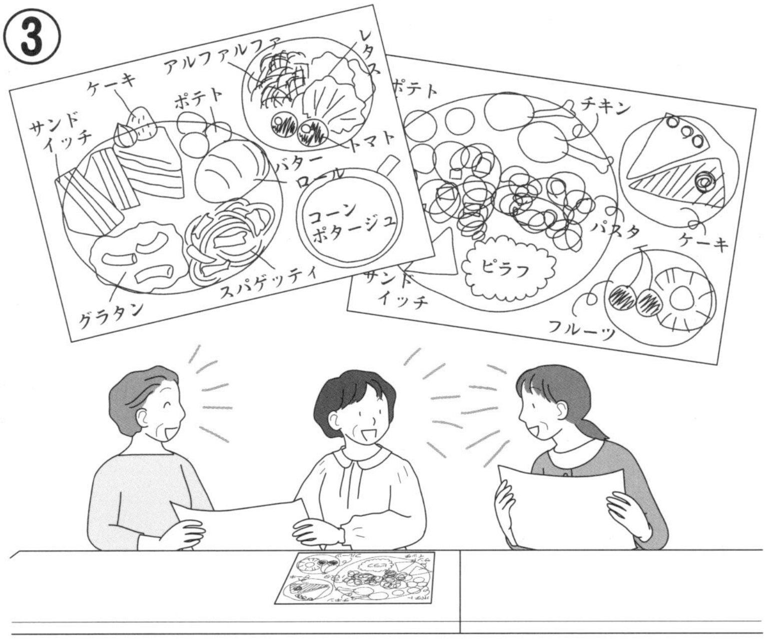

「自分がファミリーバイキングレストランに行った時は、どんな料理を優先して取るか」など、具体的な場合を想定しながら行なうとよいでしょう。

③他の参加者のみなさんと見せ合いをして、食事の好みなどについて会話を弾ませましょう。

※バイキング食の自分の取り皿には、自分の嗜好と普段の食生活パターンが直接映し出されます。

噛む力を維持するために、義歯は定期的に点検を受ける

声かけ例「『しっかり噛む』を心掛けると、肉料理も怖くありませんよ」

■栄養摂取のために、咀嚼能力の維持は欠かせません。それが栄養改善へと結びついていきます。特に高齢者の場合、入れ歯が少しでも合わなくなると、よく噛んで食べられなくなり、低栄養へのリスクが増えます。低栄養状態になると歯茎が痩せていっそう入れ歯が合わなくなり、さらなる咀嚼能力の低下を招くという「負の連鎖」に陥ってしまうのです。口腔洗浄やこまめに入れ歯を点検しましょう。また、唾液の減少により舌が汚れやすくなります。舌の汚れを取り除くことも忘れないでください。

「何でも噛める」と回答した高齢者の5年後の咀嚼能力自己評価の分布

右の図表は、咀嚼能力の自己評価で「何でも噛んで食べられる」と答えた自立高齢者（平均年齢71.5歳）500人の、5年後の噛む力の分布図です。

約半数は5年後も「何でも噛んで食べられる」と回答していますが、残りの約半数は「噛みにくい食べ物がある」と回答し、咀嚼能力の低下が認められます。

動物性タンパク質の摂取量は、噛める群より噛めない群の方が少なく、咀嚼能力の低下が低栄養の原因となることが明らかにされています。

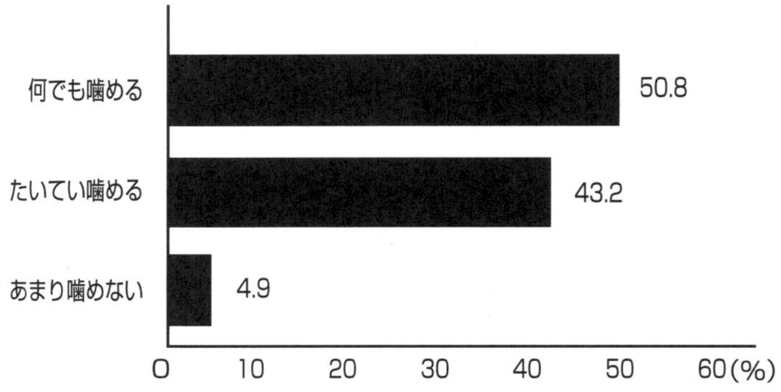

出典：熊谷修他：総合ケア,11,6-11,2001.

「よく噛む」ことの利点

- ●唾液の分泌を促し、食欲を増進させる
- ●歯茎の痩せを防ぐ
- ●脳の働きを活発化させる

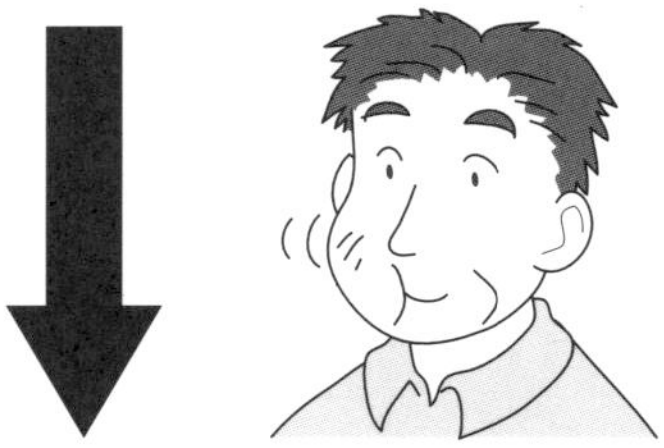

低栄養予防に繋がる！

※弱った噛む力に食事を合わせると、低栄養状態の引き金を引くことになります。まずは噛む力を回復させることから始めましょう。

咀嚼に関して分かっていること

- ●動物性タンパク質の摂取量は、男女とも噛める人たちより噛めない人たちの方が明らかに少ない
- ●栄養状態を良好に保つためにも、口の中の健康に関心を高めることが大切

調理で工夫を凝らしていますか？

入れ歯であっても美味しさを感じることができるように、「旨味成分を多く含んだ調理上の工夫」が重要です。

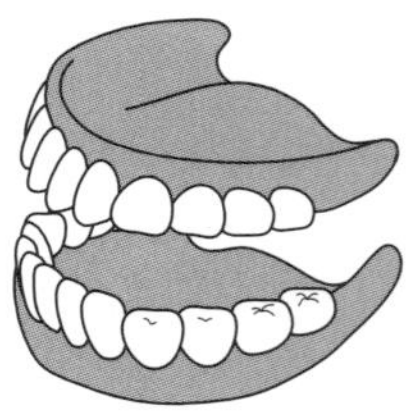

たとえばこんなアクティビティ………ひと口ステーキで手軽にディナー

ここでは「咀嚼を促す料理」の例として「ひと口ステーキ」を紹介します。

①

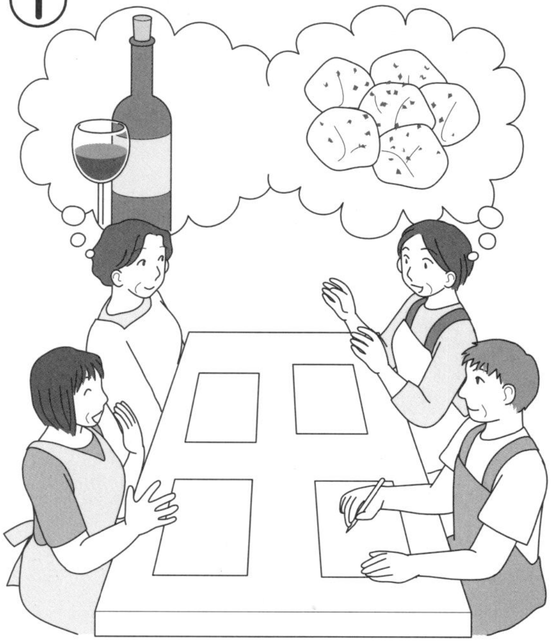

①グループごとに「ひと口ステーキ」を作ります。必要な材料や作り方は下に掲載しています。
グループごとに「ひと口ステーキ」を中心とした「オリジナル献立」を考えます。ステーキに合うようなサイド料理や飲み物などを相談しましょう。

②

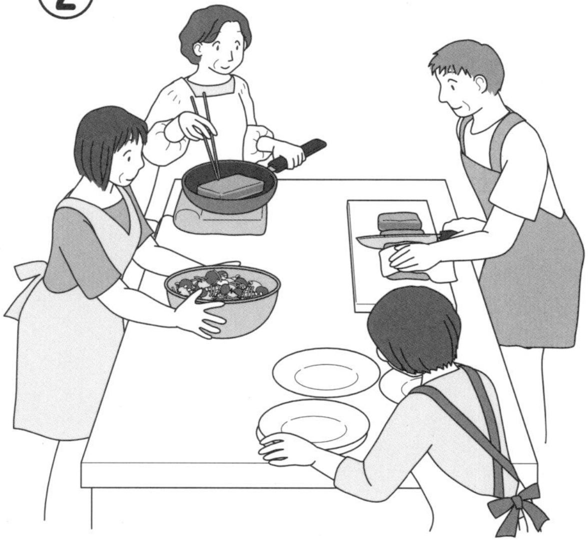

②買い出しへ行き、料理を行ないます。出来上がったら、グループごとに、その献立に名前をつけましょう。創作メニューの交換会なども交えながら、食事後、感想などを発表しましょう。

【ひと口ステーキ】

【材料（二人分）】
牛ヒレステーキ用肉100g、ニンニク1かけ、キノコ（シイタケ、マイタケ、シメジ、マッシュルームなどから2～3種類取り合わせる）100g、しょうゆ小さじ2、サラダ油小さじ1、バター小さじ2、塩・こしょう各少々

【作り方】
①ニンニクは薄皮をむいて薄切りにし、キノコは洗わないで石づきをとり、食べやすい大きさにします。牛肉には塩・こしょうを振ります。
②フライパンをよく熱してサラダ油を入れ、ニンニクを入れて香りが出たら牛肉を入れます。好みの焼き加減まで火を通し、しょうゆをジャッとまわしかけて取り出し、ひと口大に切って器に盛ります。
③続けてフライパンにバターを溶かし、キノコを炒めて塩・こしょうで味を調えます。その後、フライパンから取り出してステーキに添えましょう。
※大根おろしを添えると、さらにさっぱりとして食べやすいでしょう。

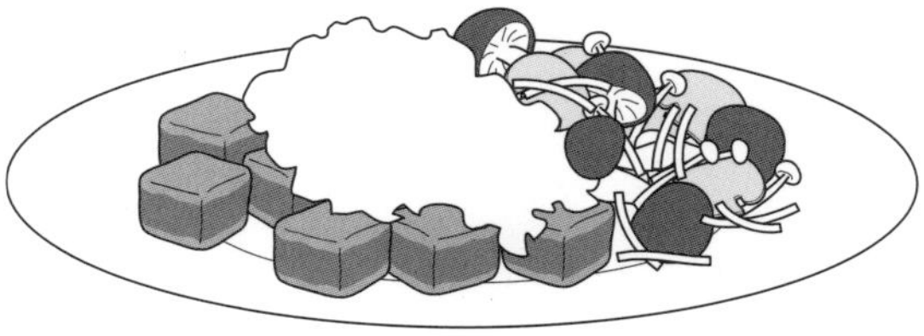

● 「食生活指針15カ条」の15（解説）

健康情報を積極的に取り入れる

声かけ例「自分の関心のある健康情報を、どんどん取り入れましょう」

■栄養改善事業では、高齢者はいったいどのような食生活の手立てを実践していけば良いのでしょうか。栄養改善のためのマニュアルや具体策はこれまで十分明らかになっていませんでした。ここで示す最新の研究手法で有用性が実証された「食生活指針」を参考・実践してください。そして、自分の役に立ちそうな健康情報をどんどん取り込みましょう。

「食生活指針」Q&A　3項目

●太っていると栄養状態がいいのか？
活動性がおちてきた高齢者では疑うこと！

老化のものさしと同時に体の栄養状態のものさしである血清アルブミンは、太っている高齢者ほど高いのでしょうか？

いや！ 必ずしもそうではないことが分かってきました。血清アルブミンは体の筋肉量と強い正の関係があります。そのため、絶対的に男性より筋肉量の少ない女性では要注意です。

肥満度が高くても、体の全組織に対し筋肉がしめる割合が少ない高齢女性では、「太って見えるが血清アルブミンが低い」栄養状態が悪い方々が以外に多くいます。「われわれの施設の高齢者はみんな太っているから大丈夫！」などと保健スタッフの方からよく耳にします。くれぐれも注意してください。

老化が加速した結果、もたらされた低栄養の判定には、重さ、長さ、太さの物差しが役立たないことがよくあることを忘れないでください。

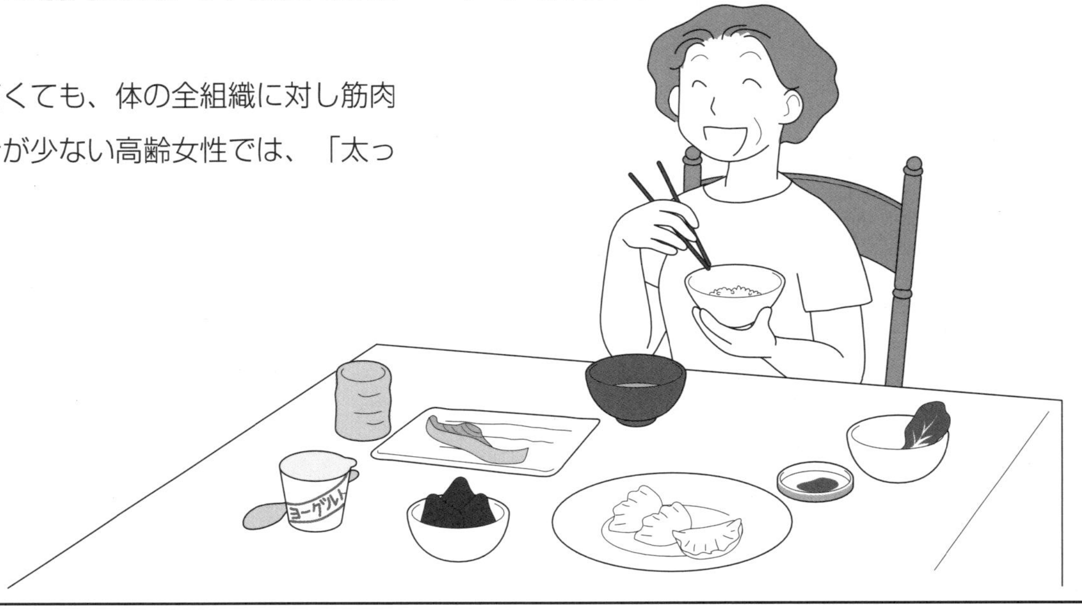

●高齢者はタンパク質を多く食べると腎臓に負担をかける！ これはウソです。

動物実験データを引用し、それを根拠に高齢者はタンパク質を多く摂取すると腎機能に悪影響を及ぼすとして、摂取制限した方がよいと考える専門家がいるかもしれません。

国民栄養調査成績によれば70歳以上高齢者（男性）のタンパク質摂取量の平均は約74gであるのにも関わらず、食事基準量は60gです。動物実験データを意識して設定しているとしか思えません。高齢者の半数以上がタンパク質を摂取しすぎているという解釈になっています。高齢者の腎機能障害が増加しているという統計データでもあるのでしょうか？

70歳平均余命は現在も伸び続けています。日本の高齢者の老化の進行は確実に遅くなっているのです。国民の総平均像は動物実験の問題と限界を解消できるこの上ない状況証拠です。すでに、地域高齢者の長期縦断研究で血清β2マイクログロブリン（血液中のタンパク質の一種）は加齢に伴い確実に増加し、生命予後の独立的な予知因子であることを明らかにしています。血清β2マイクログロブリンの上昇は、腎糸球体のろ過機能の低下を意味しています。そこで、加齢に伴う血清β2マイクログロブリンの増加を規定している要因を解析したところ血清アルブミンの高いことが増加を抑えていることが分かりました（下の図表）。すなわち、高齢期はタンパク質を摂取して良好な栄養状態を維持することで加齢に伴う腎機能低下を予防できることを示しているのです。

わが国の70歳以上高齢者のタンパク質摂取平均値は現時点で評価しうる最良値と考えられるのではないでしょうか。地域在宅高齢者全体からすればわずかしかいない腎機能障害者の食事療法の手立て（タンパク質摂取制限）を大半の腎機能に全く問題ない地域高齢者にあてはめてはなりません。

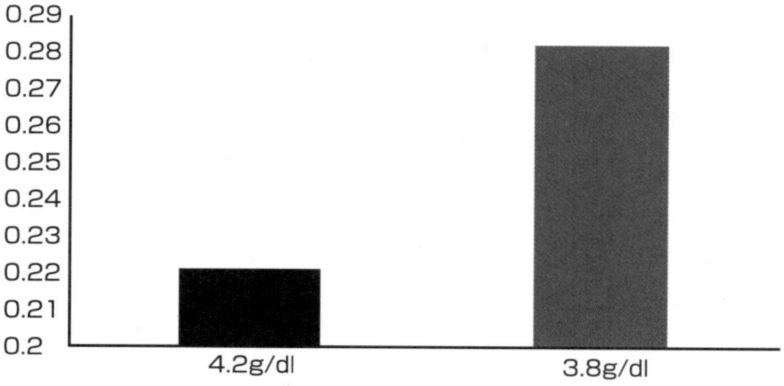

血清アルブミン水準ごとの加齢に伴う
血清β2マイクログロブリン増加量の予測値

解析モデル：目的変数=4年間の血清β2マイクログロブリン増加票（1996—1992年,解析対象の増加量平均は0.21）、説明変数=性、年齢。男性、70歳の場合を設定し、1992年血清アルブミン4.2と3.8の場合での4年後の予測値を重回帰式（r=0.156、p=0.006）で予測した。（4年間の地域在宅高齢者509名の縦断研究より、身体栄養状態の良好なことが腎糸球体ろ過機能の低下予防に貢献していることが判明した）

熊谷修：クリニカルプラクティス,24（11）,33-37,2005.

●肉や脂を食べるとコレステロールが上がりはしないか？ 心配無用です！

肉や、脂っこい食事をするとコレステロールが上がってしまいはしないかと心配する方々が多くいます。心配は無用です。

図は、血清総コレステロール（図表21）、HDLコレステロール（図表22）、そして動脈硬化指数（図表23、血清総コレステロールの値をHDLコレステロールの値で割った値）の、栄養状態の改善のための介入前4年間と介入後4年間で比較したものです（この介入研究の詳細はP17～21を参照）。血清総コレステロールは若干増加します。これは栄養状態が改善されているためです。

なお、介入前の低下は、老化による体の虚弱化を示しています。着目しなければならないのは介入後のHDLコレステロールが著しく増加していることです。血清総コレステロールの増加はHDLコレステロールの増加によるものであることが分かります。その結果、動脈硬化指数は大きく低下しています。動脈硬化指数は、数値が低いほど総コレステロールに対するHDLコレステロールの占める割合が高いことを意味するので血管の動脈硬化が抑制されることになります。介入後は血清コレステロール構成が改善されたのです。

もちろん、血清コレステロールの総量が増えることは、老化に伴う体の虚弱化が抑えられていることを示しています。

HDLコレステロールは運動習慣のない人よりある人の方が値が高く、生活活動量が増えると上昇します。HDLコレステロールが著しく増加したのは、食生活改善活動により体の栄養状態が向上し、日常の活動量が増えたためと考えられます。高齢者の栄養状態を改善することは、動脈硬化の予防に繋がるのです。

図表24は、75歳以上高齢女性の血清総コレステロールと総死亡リスクの関係を示しています。血清総コレステロール値が高くなると段階的に総死亡率が低くなります。総死亡リスクが低くなるということは、いずれの病気からも体が守られていることを意味します。

ちなみに、男性高齢者（75歳以上）では、総死亡リスクと血清総コレステロール値は全く関係ありません。高齢者では血清コレステロールの低いことをスクリーニングすることの方が大切だと分かります。加えて、高齢男性では、血清総コレステロールが低いと抑うつ傾向になることが分かっています。肉類、油脂類の摂取は、心の健康にも欠かせないのです。

●介入前の1992年から1996年は血清総コレステロールが低下しているが、介入した1996年から2000年には増加した。

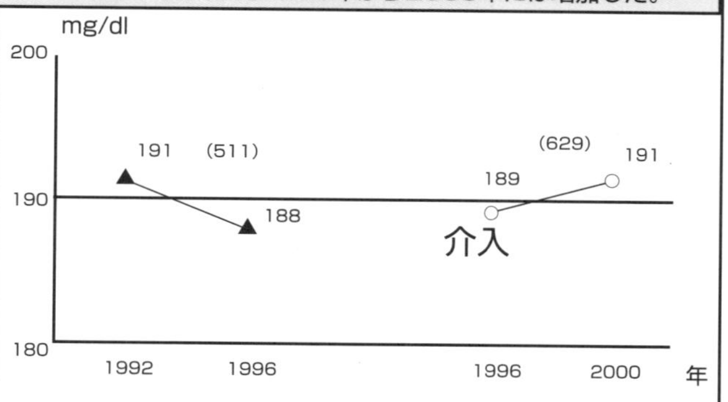

介入開始後の血清総コレステロールの変化

—低栄養予防のための地域大規模介入研究—

**熊谷修:老化への挑戦—低栄養予防大作戦—,NHKスペシャル,
65歳からの食卓,pp149-188,NHK出版,2004,東京.**

(図表21)介入開始後の血清総コレステロールの変化

●介入前の1992年から1996年はHDLコレステロールが低下しているが、介入した1996年から2000年には増加した。

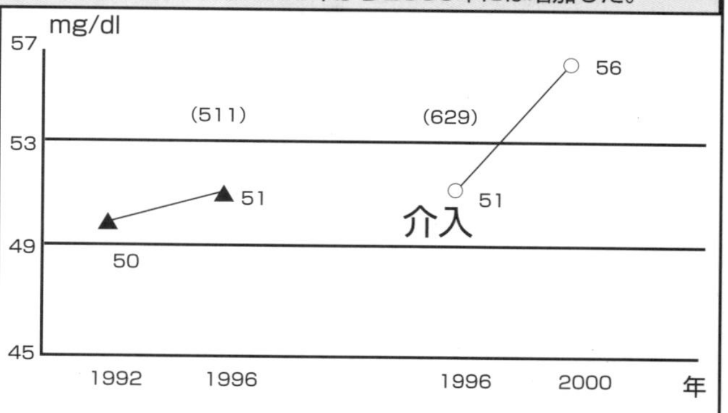

介入開始後のHDLコレステロールの変化

—低栄養予防のための地域大規模介入研究—

**熊谷修:老化への挑戦—低栄養予防大作戦—,NHKスペシャル,
65歳からの食卓,pp149-188,NHK出版,2004,東京.**

(図表22)介入開始後のHDLコレステロールの変化

●介入前の1992年から1996年と比較して、介入した1996年から2000年には動脈硬化指数が著しく低下した。

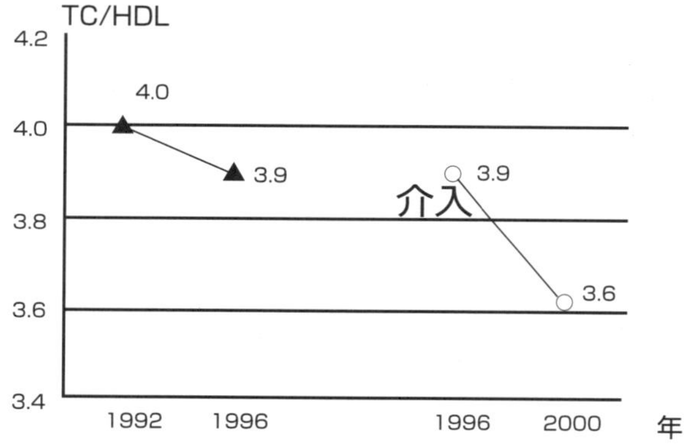

介入開始後の動脈硬化指数 (TC/HDL) の変化

—低栄養予防のための地域大規模介入研究—

**熊谷修:老化への挑戦—低栄養予防大作戦—,NHKスペシャル,
65歳からの食卓,pp149-188,NHK出版,2004,東京.**

(図表23)介入開始後の動脈硬化指数(TC/HDL)の変化

●血清総コレステロールが低い(<183mg/dl)女性に比べ、高い(231mg/dl≦)女性の方が死亡危険率の低いことが分かる。

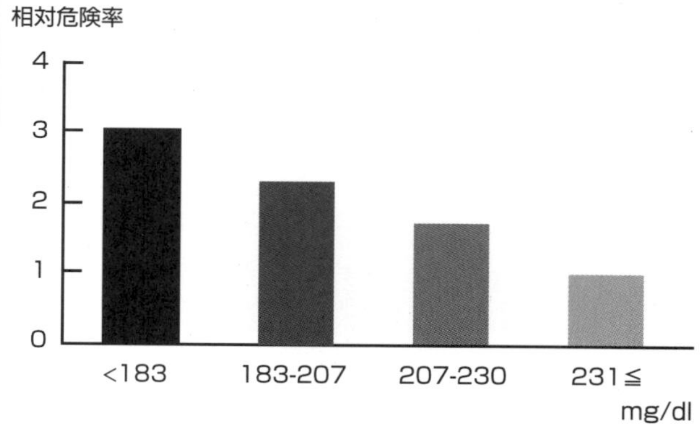

75歳以上女性における血清総コレステロール水準ごとの
総死亡相対危険率(Cox比例ハザードモデル。
調整変数:年齢、地域、アルブミン、収縮期血圧、BMI、喫煙)

**熊谷修:老化への挑戦—低栄養予防大作戦—,NHKスペシャル,
65歳からの食卓,pp149-188,NHK出版,2004,東京.**

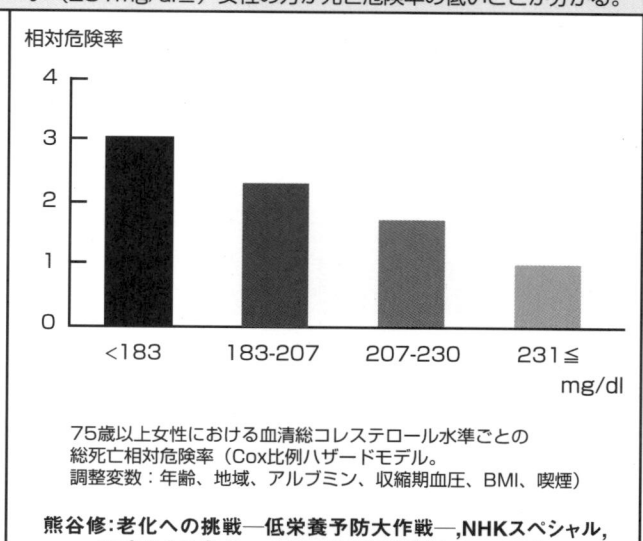

(図表24)75歳以上女性における血清総コレステロール水準ごとの
総死亡相対危険率

15カ条を習慣化するために

■栄養改善プログラムとしての第1ステージは、対象者一人ひとりの食生活の現状を把握することです。まず、対象者のみなさんに“10日間の食生活を記録”していただき、食生活改善のポイントを明確にしましょう。
右頁の図表「食品摂取の多様性得点評価票」とP54の「食事摂取の多様性チェックシート」への記入は、多様な食品摂取により「さまざまな栄養素を摂取する食習慣」を目指すための第一歩となる作業です。詳細に描写記述する方法もありますが、「バランス良く多様な食品を食べているか」、また「偏っている食品は何か」を大まかに把握することでもかなり明確になります。この図表のように食品群ごとにチェックしてもらうとよいでしょう。
記録診断の結果、摂取不足の食品群については、プログラム提示の際に摂取を促すアドバイスを行ないます。

「食品摂取の多様性チェックシート」得点各群ごとの高次生活機能低下の相対危険度

右の図表は、地域高齢者約600名を5年間追跡調査し、明らかにしたデータです。
食品摂取の多様性得点が高い群ほど、高次生活機能の低下危険度が低いことが分かります。
すなわち、要介護リスクが低いのです。
食品摂取の多様性得点は、地域で独立した生活を営むために不可欠な能力の、加齢に伴う低下速度を予測しています。

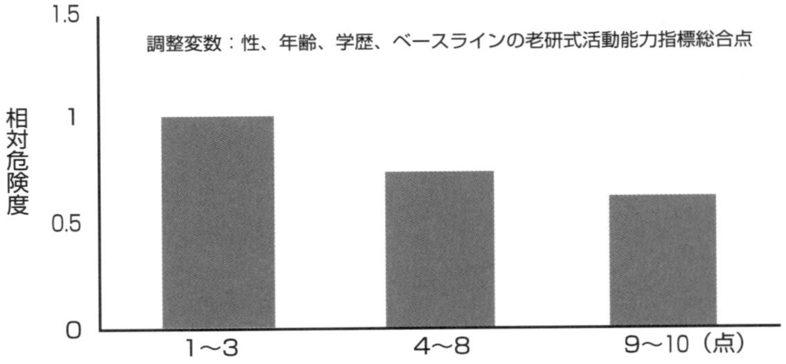

出典：熊谷修他：日本公衆衛生雑誌 50,1117−1124,2003.

食品を多様に摂取することで、栄養改善が可能なことを示すデータ

右の図表は、Y町の栄養改善モデル事業活動前後の多様性得点と血清アルブミンの変化です。
食品摂取の多様性得点の上昇に伴い、符合するかのように血清アルブミンが増加している様子が分かります。この活動期間は4ヶ月です。多様な食品を摂取することを促すことで、栄養改善が可能なことが実証できています。

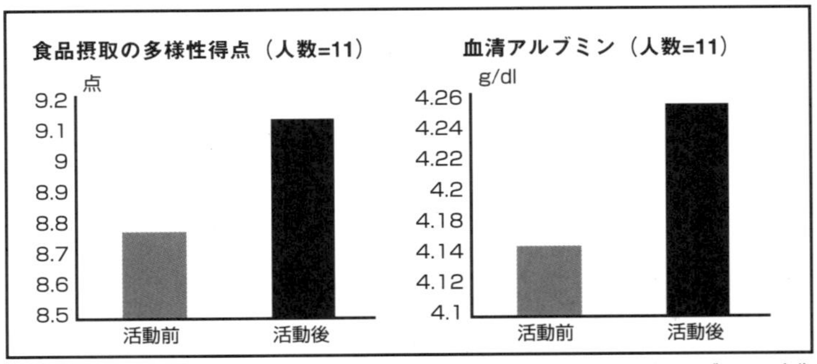

栄養改善事業における食品摂取の多様性得点と血清アルブミンの変化
平成16年度全国市町村介護予防モデル事業Y町報告書より

食品摂取の多様性得点評価票

これで、定期的に多様な食品摂取ができているかをチェックします。自己啓発を促すためのツールです。

下の食べ物を、どのくらいの頻度で食べていますか？ここ1週間くらいの状況について、あてはまる頻度に○を記入してみてください。「ほとんど毎日」に入った○の数が食品摂取の多様性得点になります。

	ほとんど毎日	2日に1回	1週間に1、2回	ほとんど食べない
魚介類（生鮮・加工品・全ての魚や貝類です）				
肉　類（生鮮・加工品・全ての肉類です）				
卵（鶏卵・うずらなどの卵で、魚の卵は除きます）				
牛　乳（コーヒー牛乳やフルーツ牛乳は除きます）				
大豆製品（豆腐・納豆など大豆を使った食品です）				
緑黄色野菜（ニンジン・ホウレンソウ・カボチャ・トマトなどの色の濃い野菜です）				
海　藻（生・干物を問いません）				
いも類				
果　物（生鮮・缶詰を問いません。トマトは含みません）				
油脂類（油炒め・パンにぬるバターやマーガリンなど、油を使う料理の回数です）				

※得点化する場合は、「ほとんど毎日」の項目だけに1点を与え、加算します。10点に近づくように食生活を見直しましょう。

出典:熊谷修他:日本公衆衛生雑誌 50,1117—1124,2003. より引用し改変

食事摂取の多様性チェックシート

下の図表に点数を入れていきましょう。「食べた場合」は1点、食べなかった場合は0点です。満点は10点満点になります。今日のあなたの点数は何点でしょうか？記入してみてください。

食品 ＼ 月/日	肉類	魚介類	卵	牛乳・乳製品	大豆・大豆製品	海草	芋類	果物	油脂	緑黄色野菜	合計
1日目 ／											
2日目 ／											
3日目 ／											
4日目 ／											
5日目 ／											
6日目 ／											
7日目 ／											
8日目 ／											
9日目 ／											
10日目 ／											
合計	点										

10日間の合計点数をみると、あなたが、どんな食品に偏って食べているかが分かります。バランスのとれた食事を心がけましょう。

出典：熊谷修監修：低栄養予防ハンドブック（地域ケア政策ネットワーク 刊）

第2章：栄養改善のための運動（健康維持は、10分間の運動とよい食習慣から…）

高齢期の栄養状態の低下は、歳を重ねることによる食事量の減少から引き起こされるのではなく、日常生活の活動量の低下がまず引き金になります。低栄養状態は、運動を習慣化し、活発な生活を営むことでかなり予防できそうなことが分かってきています。

日常的な運動も「栄養改善」に不可欠！

●栄養改善には運動習慣が大切！

「低栄養予防に有効な食生活指針」の効果をさらに高めるために、運動を日常的に行なうことが欠かせません。では、運動と栄養は科学的にはいったいどのように関わり合っているのでしょうか。本書では実際の介入研究から得た科学的データを示しました。ぜひ参考にしてください。これらの研究結果から、高齢者の栄養改善には、運動スポーツ習慣の推進が必須なことが分かります。

※次頁より掲載の「TAKE10！®」は、「1日に10分間の運動を2〜3回行なう」ことを掲げた、国際生命協会健康推進協力センター開発の運動プログラムです。本書では、このプログラムを「栄養改善のための運動」として習慣的に行なうことを提案します。

●運動習慣のある人は、血清アルブミンの増加が促進されている。

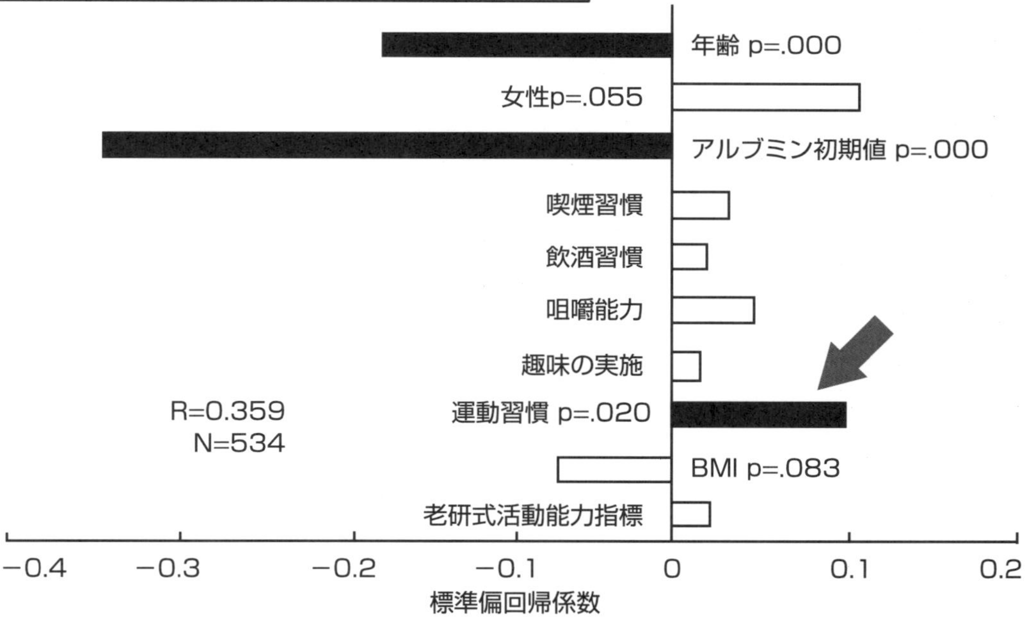

※プラスの数値が大きいほど、アルブミンの増加を促進している

熊谷修：老化への挑戦―低栄養予防大作戦―,NHKスペシャル,65歳からの食卓,pp149-188,NHK出版,2004,東京.

※係数の値が正に大きいほど、血清アルブミンの増加を促進しています。

（図表25）介入による血清アルブミン増加量の関連要因

●平均年齢70.9歳、重回帰分析の結果、高齢であること、栄養改善開始時にアルブミンの高いことは改善を抑えています。BMI（肥満度）の高いことが、介入による血清アルブミンの増加を抑制し、また女性であること、運動習慣のあることが血清アルブミンの増加を促しています。

●つまり、定期的な運動習慣のある高齢者ほど、血清アルブミン値の改善が著しいことが分かります。

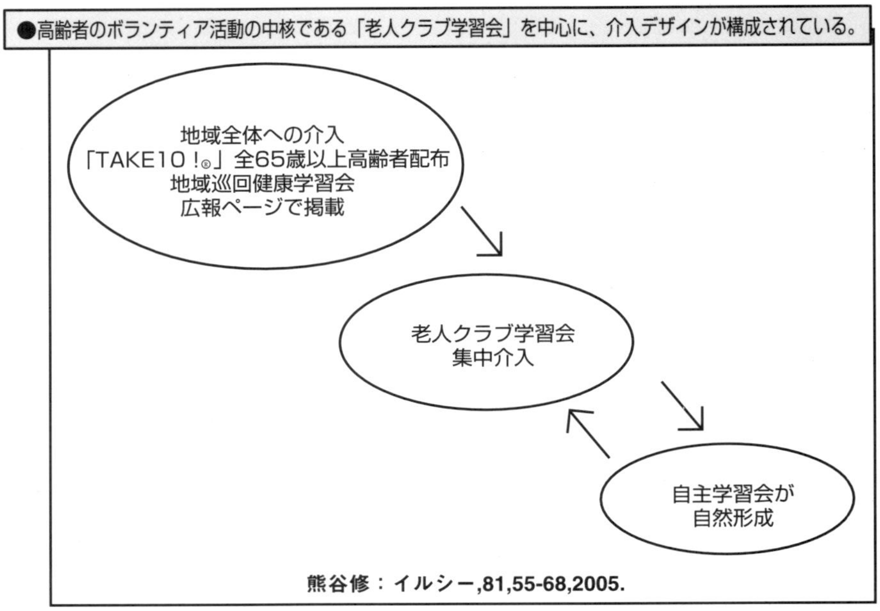
●高齢者のボランティア活動の中核である「老人クラブ学習会」を中心に、介入デザインが構成されている。
地域全体への介入
「TAKE10！®」全65歳以上高齢者配布
地域巡回健康学習会
広報ページで掲載
老人クラブ学習会
集中介入
自主学習会が
自然形成
熊谷修：イルシー,81,55-68,2005.

（図表26）「TAKE10!®」介入デザインのイメージ

●「TAKE10！®」介入デザインのイメージ。

●広報などを通じて地域全体に介入し、さらに高齢者のボランティア活動の中核である老人クラブ学習会の参加者に対して、半年間に12回の「TAKE10！®」プログラムの実践活動を集中的に行ないました。

●さらに、自主的な学習意欲を促し支援しました。

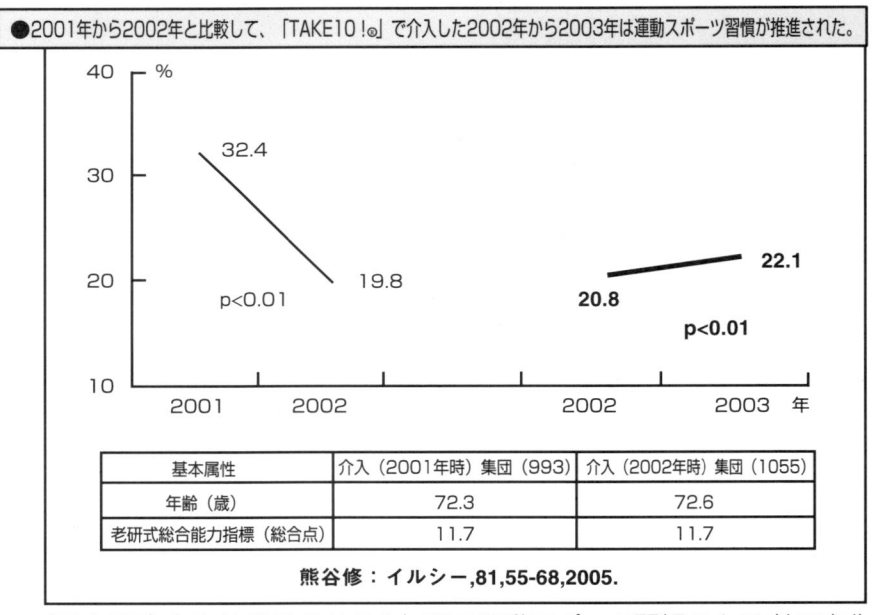

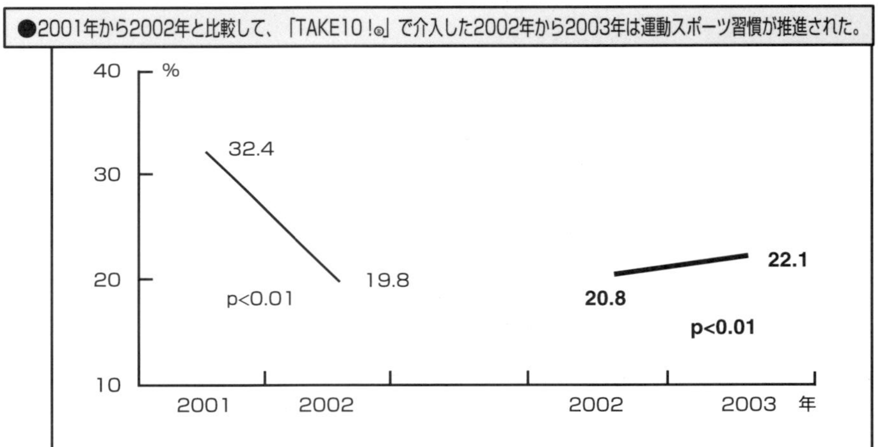
●2001年から2002年と比較して、「TAKE10！®」で介入した2002年から2003年は運動スポーツ習慣が推進された。
40
%
30
20
10
32.4
19.8
p<0.01
20.8
22.1
p<0.01
2001
2002
2002
2003
年

基本属性	介入（2001年時）集団（993）	介入（2002年時）集団（1055）
年齢（歳）	72.3	72.6
老研式総合能力指標（総合点）	11.7	11.7

熊谷修：イルシー,81,55-68,2005.

（図表27）介入前後おのおの1年間の運動スポーツ習慣のある者の変化

●介入前後おのおの1年間の運動スポーツ習慣のある人の変化です。

●両集団において老研式活動能力指標の総合点平均に水準差は認められません。

●運動スポーツ習慣は加齢に伴い急速に消失していくライフスタイルで、かつ「TAKE10！®」が運動スポーツ習慣の推進に有効なことを示しています。

●2002年から2003年にかけて、運動スポーツ習慣の推進により、最大歩行速度を維持できている。

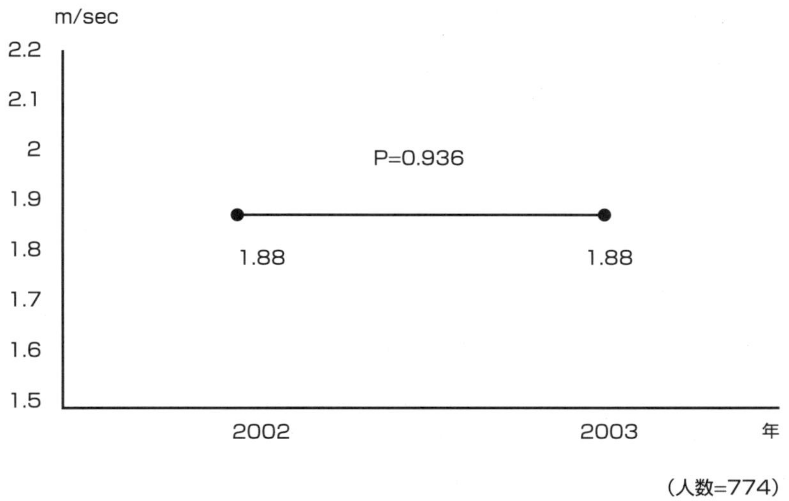

熊谷修：イルシー,81,55-68,2005.

（図表28）介入期間中の最大歩行速度の変化（全体）

●介入期間中の最大歩行速度の変化（全体）。

●774名の平均値の変化が全く認められません。最大歩行速度は加齢により着実に低下することが先行研究で示されているので、運動スポーツ習慣の推進による結果だと考えられます。

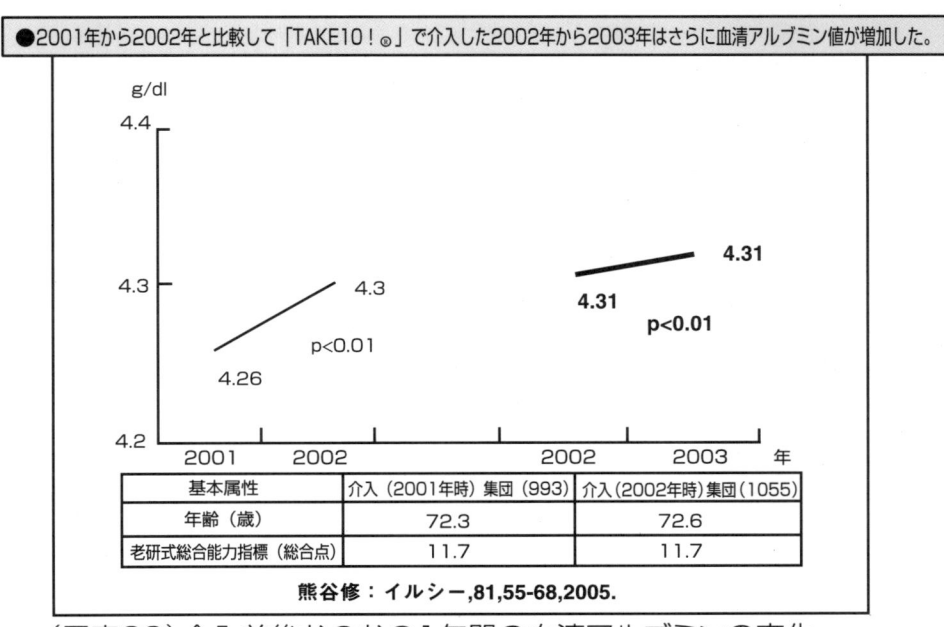

●2001年から2002年と比較して「TAKE10！®」で介入した2002年から2003年はさらに血清アルブミン値が増加した。

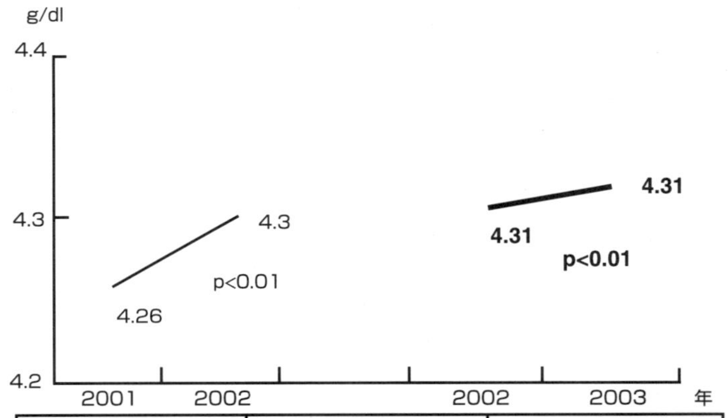

基本属性	介入（2001年時）集団（993）	介入（2002年時）集団（1055）
年齢（歳）	72.3	72.6
老研式総合能力指標（総合点）	11.7	11.7

熊谷修：イルシー,81,55-68,2005.

（図表29）介入前後おのおの1年間の血清アルブミンの変化

●介入前後おのおの1年間の血清アルブミン値の変化。

●介入前1年間、介入後1年間ともに有意に増加していますが、介入前は先行していた栄養改善活動の効果の持続です。介入後のさらなる増加は、「TAKE10！®」による運動スポーツ習慣の改善が加わったことによるものだと分かります。

●2001年から2002年と比較して、「TAKE10！®」で介入した2002年から2003年はHDLコレステロールが増加した。

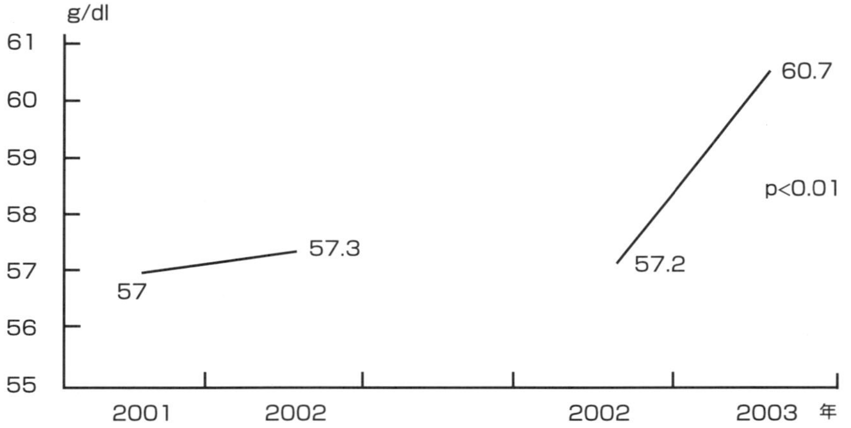

基本属性	介入（2001年時）集団（993）	介入（2002年時）集団（1055）
年齢（歳）	72.3	72.6
老研式総合能力指標（総合点）	11.7	11.7

熊谷修：イルシー,81,55-68,2005.

（図表30）介入前後おのおの1年間のHDLコレステロールの変化

●介入前後おのおの1年間のHDLコレステロールの変化。

●介入前1年間は有意な変化は認められなかったのに対し、介入後は有意に増加しています。

●2001年から2002年と比較して、「TAKE10！®」を介入した2002年から2003年は動脈硬化指数が低下した。

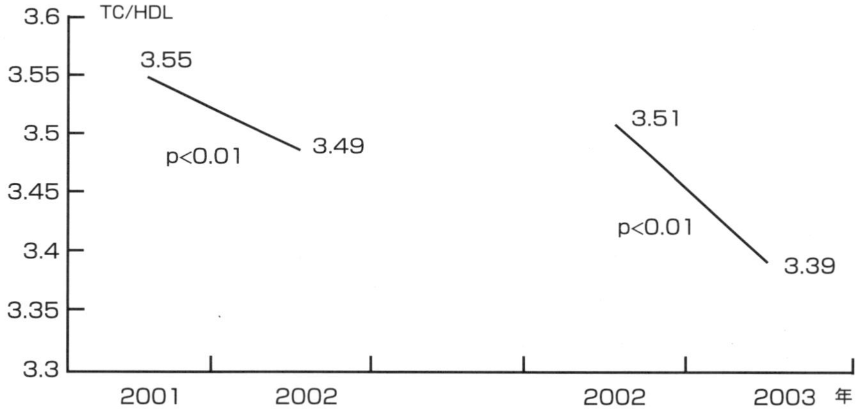

基本属性	介入（2001年時）集団（993）	介入（2002年時）集団（1055）
年齢（歳）	72.3	72.6
老研式総合能力指標（総合点）	11.7	11.7

熊谷修：イルシー,81,55-68,2005.

（図表31）介入前後おのおの1年間の動脈硬化指数の変化

●介入前後おのおの1年間の動脈硬化指数の変化。

●介入前1年間、介入後1年間ともに有意に減少しているものの、介入後1年間の低下量は0.12と介入前の2倍値。運動量を増やすとHDLコレステロールは増加し、動脈硬化指数を低下させることが分かります。

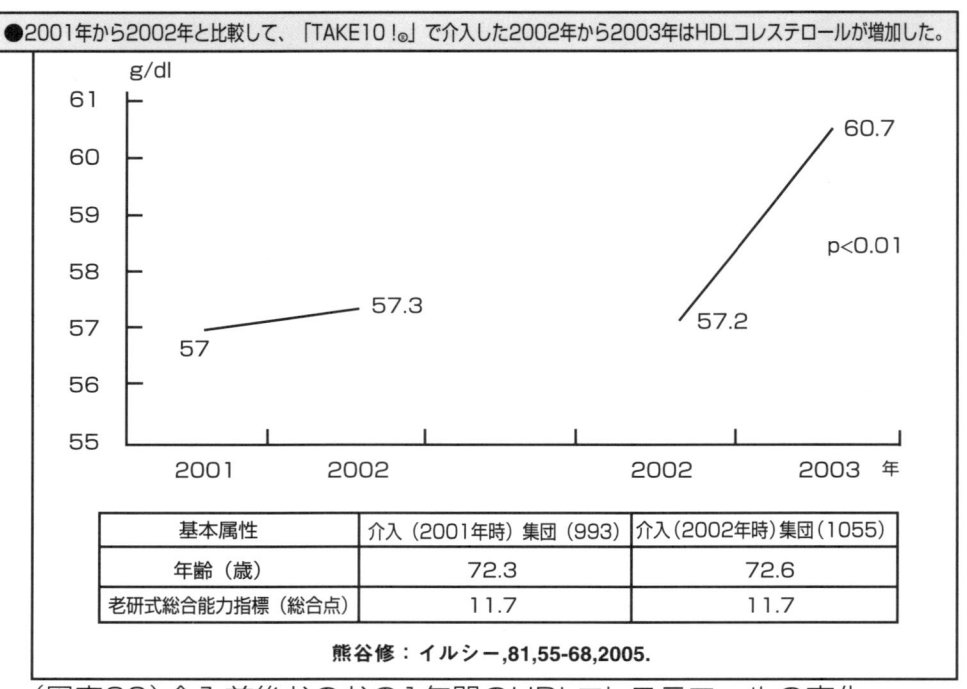

本章の行程

栄養改善には、「1日10分間の運動を2〜3回しましょう」「1日10の食品群を食べましょう」という、二つの「呼びかけキーワード」が重要です。次ページから、このうちのキーワードの一つ「1日10分間の運動を2〜3回しましょう」に基づいて、具体的なプログラムを紹介していきます。

運動プログラム

●ストレッチ運動と筋肉トレーニングの流れを掲載しています。この一連の運動にすぐに取り組めるよう、毎日覚えていきましょう。

●できるだけ無理をせずに、長く続けるようにしましょう。記録をつけると続ける励みになります。また、運動プログラムでは物足りない人、またすでに筋力のある人のために、この章の最後（P64）に運動の応用例を掲載しています。

◎必ず、下の「運動を始める前に」を読んでから始めましょう。

この章に掲載した運動以外にも、歩行・家事（炊事・洗濯・掃除、など）や、ガーデニングといった日常生活の身体活動も「運動」と言えます。いわば、こまめに体を動かすだけでも「運動」になります。

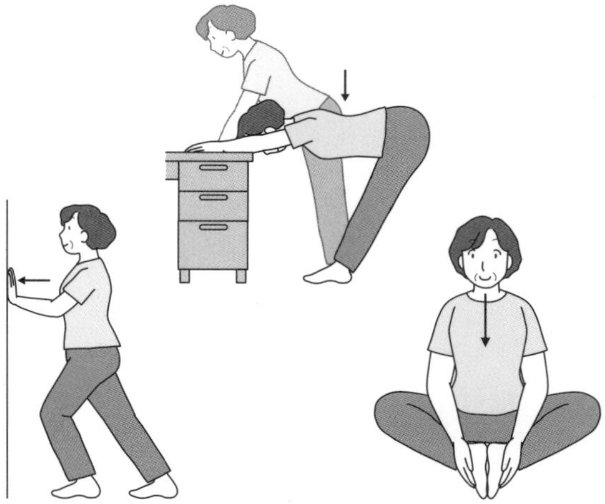

運動を始める前に

●運動をする時は、いつも呼吸をしながら行なうようにしましょう。呼吸を止めて行なうと、血圧が上がって危険です。

・呼吸法：鼻から息を吸って、口からゆっくり吐きます。この時、口をすぼめてふーっと吐き出すようにしてみましょう。

・「1、2、3、4 …」と声に出して数えるとよいでしょう。

●今日の体調はどうですか？　具合が悪い時は無理をせず、あまり頑張りすぎないようにしましょう。あまり暑い時や寒い時は屋外での運動を避けましょう。

●ストレッチをする時は…

・ストレッチは、できるだけ毎日するようにしましょう。また、説明にない限り、反動をつけず、ゆっくり、体が気持ち良く伸びるところまでにしましょう。もちろん呼吸も忘れずに。

●筋力トレーニングをする時は…

・筋力トレーニングは無理をせず行ないましょう。体調に合わせて2日に1度でもよいでしょう。ストレッチ同様、呼吸をしながら行ないましょう。

・3秒かけて体を動かし、その位置で3秒停止。それから3秒かけて元の姿勢に戻るようにしましょう。

●ウォーキングは「ニコニコペース」で

・ウォーキングをするなら、笑顔で、人と話ができるくらい余裕のあるペースを目安にしましょう。

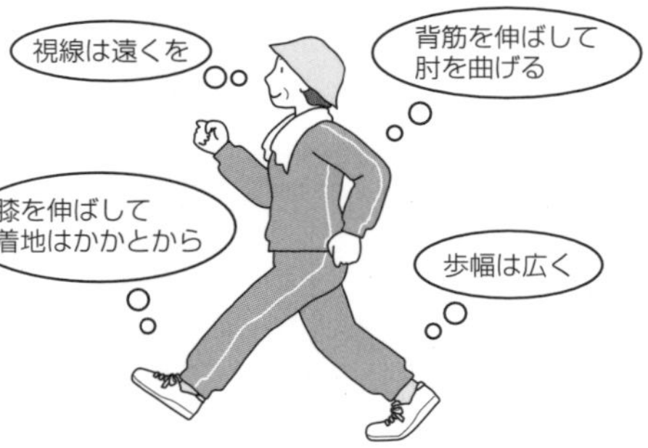
視線は遠くを
背筋を伸ばして肘を曲げる
膝を伸ばして着地はかかとから
歩幅は広く

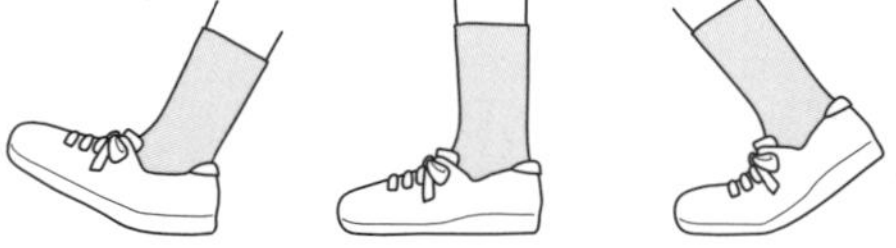
①まずかかとをつける
②足の裏全体をつける
③つま先でける

※ひざや関節に痛みがあったり、体に何らかの疾患を持っている人は、運動をはじめる前にかかりつけの医師に相談するとよいでしょう。

リラックス&ストレッチング例

呼吸は止めず、気持ちのよいところで静止しましょう

【首筋を伸ばす】

行 な い 方：右手で後ろから左手をつかみ、頭はゆっくり左に倒す。

程度の目安：左右それぞれ10～15秒

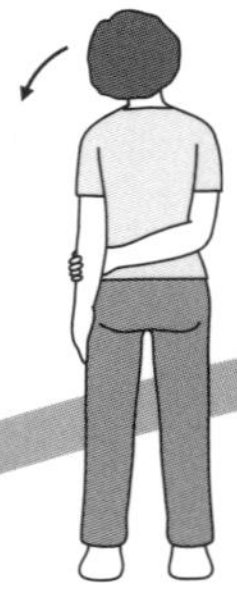

【肩の体操】

行 な い 方：肘を曲げて、両肩をゆっくりと回します。

程度の目安：前後それぞれ5回

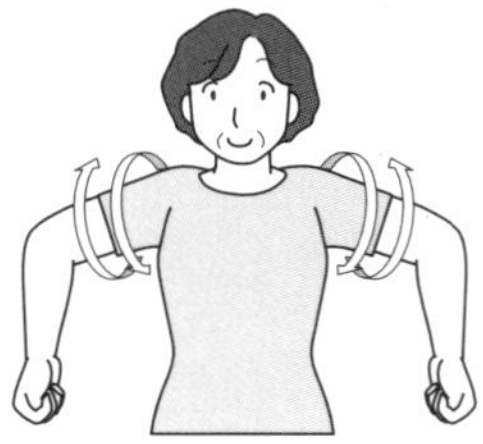

リラックス
&
ストレッチング例

【上半身の体操】

行 な い 方：両足を肩幅に開き、両手を使って上半身を左右にひねります。

程度の目安：10回

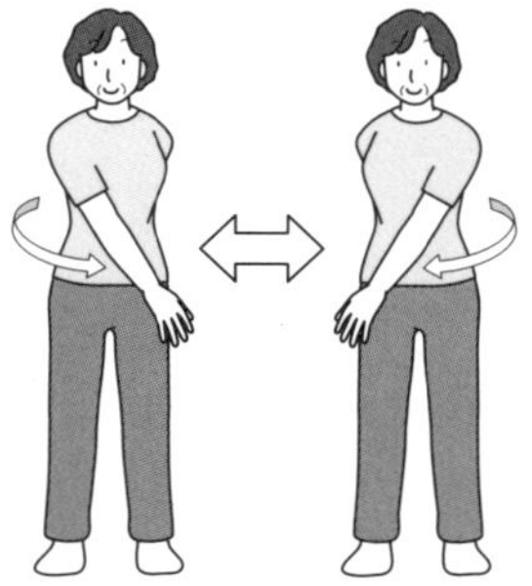

【腕・脇・腰を伸ばす】

行 な い 方：両手の指を組んで頭の上で反らし、左右に体を傾けます。

程度の目安：左右それぞれ10～15秒

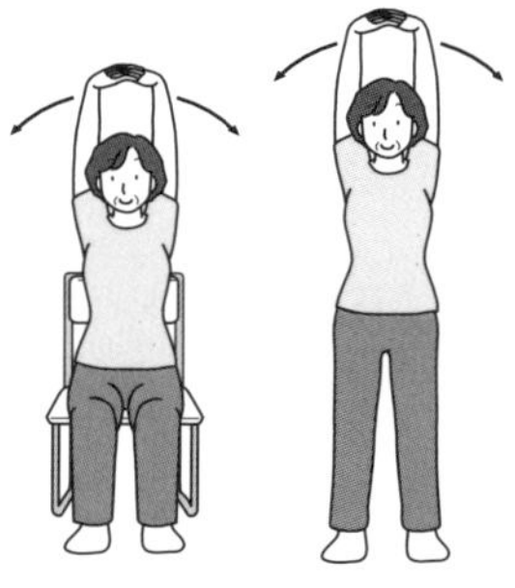

【股関節を広げる】

行ない方：背筋を伸ばし両足裏を合わせて座り、股関節を広げます。その後、上半身を前に倒します。

程度の目安：10〜15秒

股関節に痛みのある人、また手術経験のある人は、専門医に相談をしてから行ないましょう。

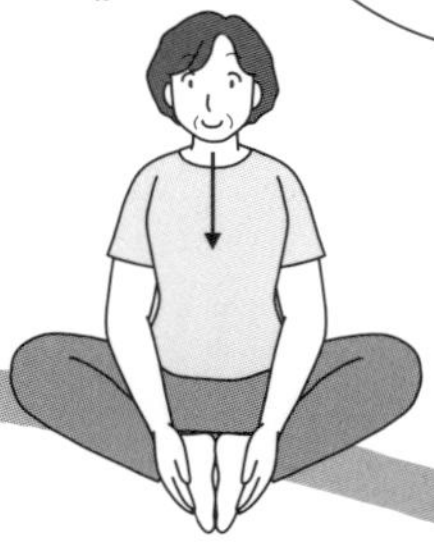

【もも（前側）を伸ばす】

行ない方：枕を敷いて、横向きに寝ます。片足を曲げて、片手でつかみましょう。

程度の目安：左右それぞれ10〜15秒

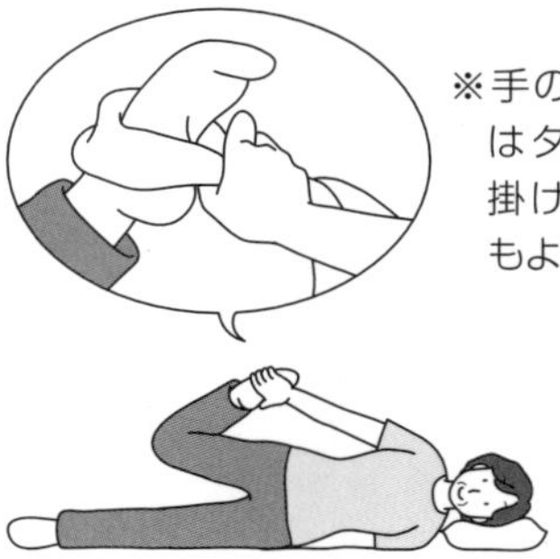

※手の届かない人はタオルを足に掛けて行なってもよいでしょう。

【もも（後側）を伸ばす】

行ない方：片足を伸ばして座り、上体を前に倒します。

程度の目安：左右それぞれ10〜15秒

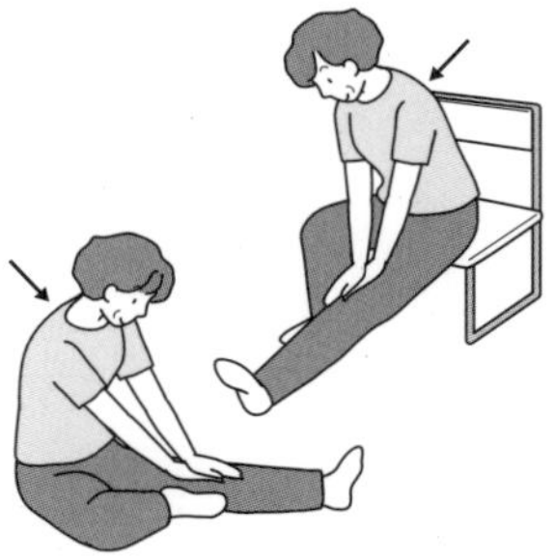

【背中を伸ばす】

行ない方：机に両手をつき、腕・肩・背中が一直線になるように、腰を引き込みます。

程度の目安：10〜15秒を2回

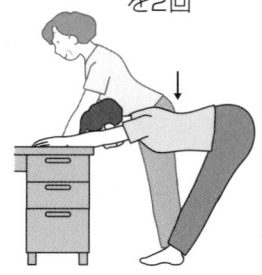

【アキレス腱を伸ばす】

行ない方：壁に向かい、足を前後に開いて立ちます。後ろ足を伸ばし、踵をつけたまま、腕立て伏せの要領でアキレス腱を伸ばします。

程度の目安：左右それぞれ10〜15秒

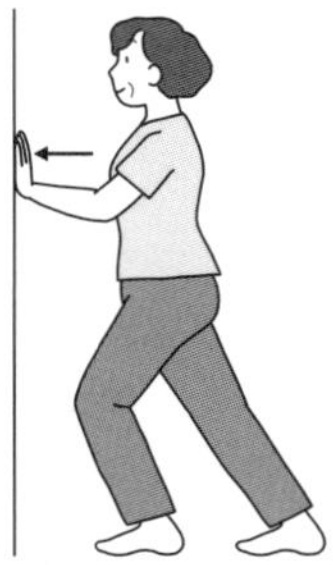

筋力トレーニング例

ストレッチングを十分にした後に運動を始めましょう。

【股関節を広げる】

行ない方：背筋を伸ばし両足裏を合わせて座り、股関節を広げます。その後、上半身を前に倒します。

程度の目安：10〜15秒

股関節に痛みのある人、また手術経験のある人は、専門医に相談をしてから行ないましょう。

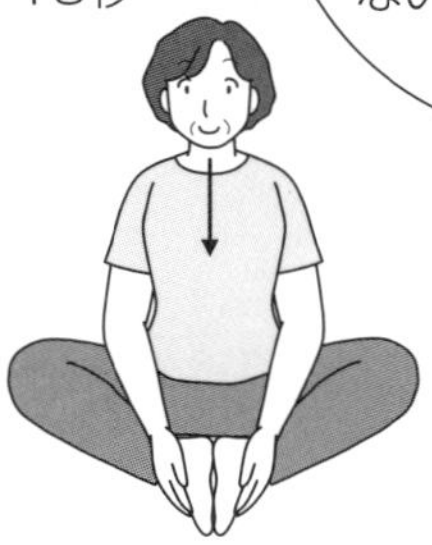

【もも（後側）を伸ばす】

行ない方：片足を伸ばして座り、上体を前に倒します。

程度の目安：左右それぞれ10〜15秒

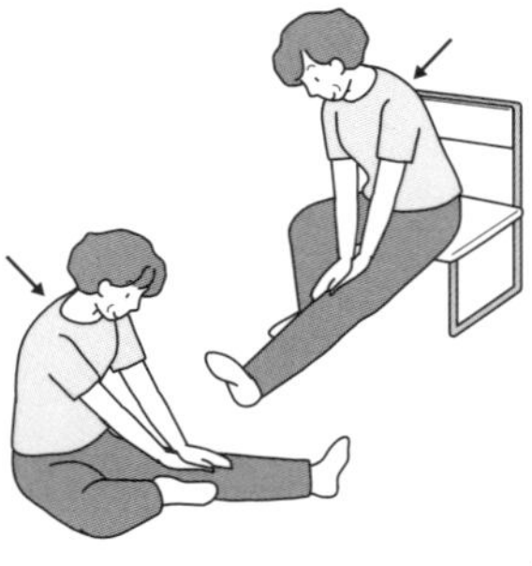

筋力トレーニング例

【お尻から背中にかけての筋力を強くする】

行ない方：仰向けに寝て、膝を立て、足を肩幅くらいに広げます。腰をゆっくり上げて、止めます。

程度の目安：8〜15回

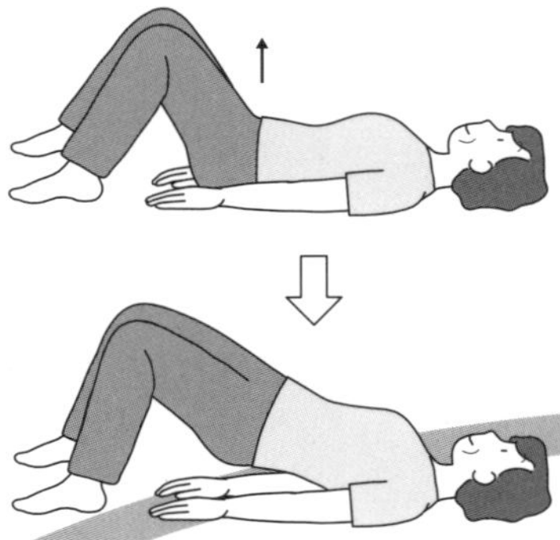

【踵の上下】

行ない方：ゆっくりと踵を上げ下げします。

程度の目安：8〜15回

最初は椅子など何かにつかまって行ない、慣れたら手を離しましょう。

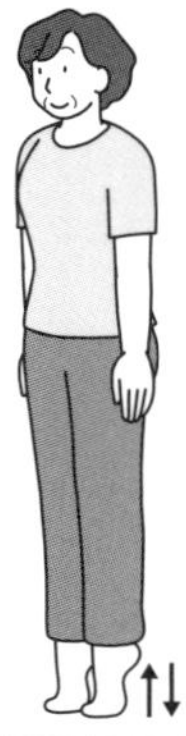

【腹筋を強くする】

行ない方：仰向けに寝て、膝を立て、足を肩幅くらいに広げます。首を上げて、へそを見るようにします。

程度の目安：8～15回

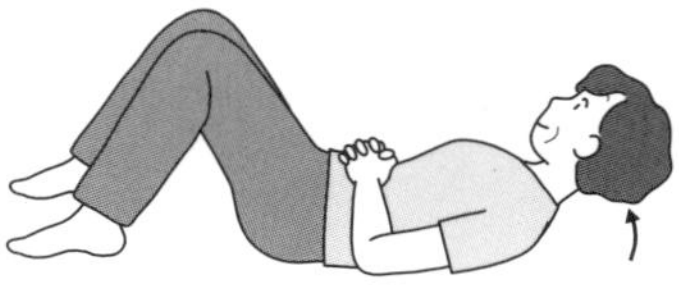

【お尻（横）のトレーニング】

行ない方：机や椅子につかまって、ゆっくりと真横に足を上げます。この時、つま先は横に向けません。

程度の目安：左右それぞれ8～15回ずつ

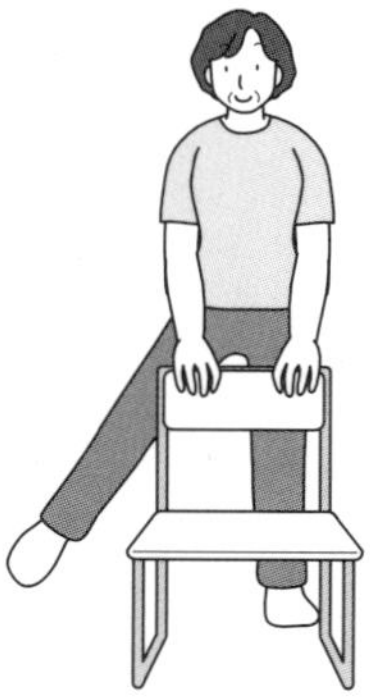

【一歩踏み出し】

行ない方：立った姿勢から体重をかけながら片足を踏み出して、戻します。左右交互に行ないましょう。

程度の目安：左右それぞれ8～15回

筋力のない人は、最初は小さく踏み出しましょう。

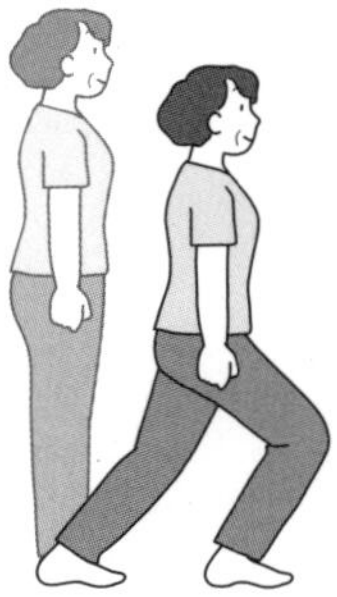

【もも（前側）のトレーニング】

行ない方：両足を肩幅に広げて、ゆっくり膝を曲げ伸ばしします。姿勢はまっすぐそのままの状態を保ちます。

程度の目安：8～15回（片足ずつの場合、左右それぞれ同回数）

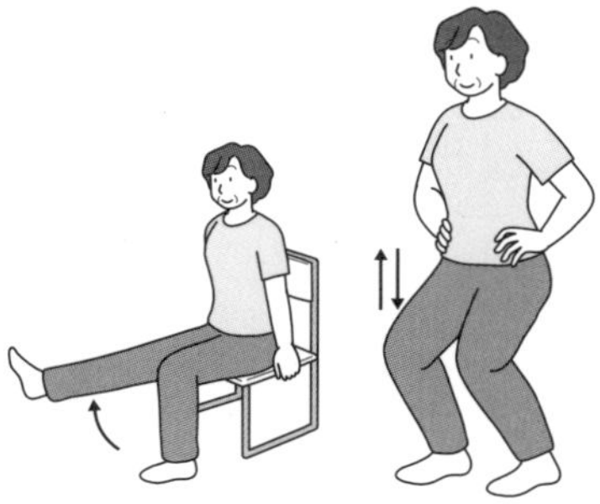

膝に痛みのある人は、専門医に相談をしてから行ないましょう。椅子に座り片足を上げても良いでしょう。

【もも（後側）の筋力を強くする】

行ない方：机や椅子につかまり、片足を後ろに曲げます。この時、膝が前に出ないように注意しましょう。

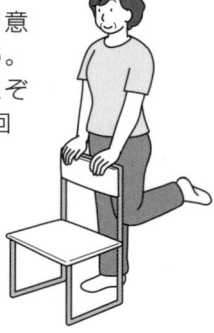

程度の目安：左右それぞれ8～15回

国際生命科学協会 健康推進協力センター（ILSI CHP）の協力による情報提供

栄養改善運動の応用例

P60～63の運動プログラムでは物足りない人、またすでに筋力のある人のために、運動の応用例を下に掲載します。

【お尻から背中にかけての筋力を強くする】

工夫の仕方：足の間隔を少しずつ狭くします。

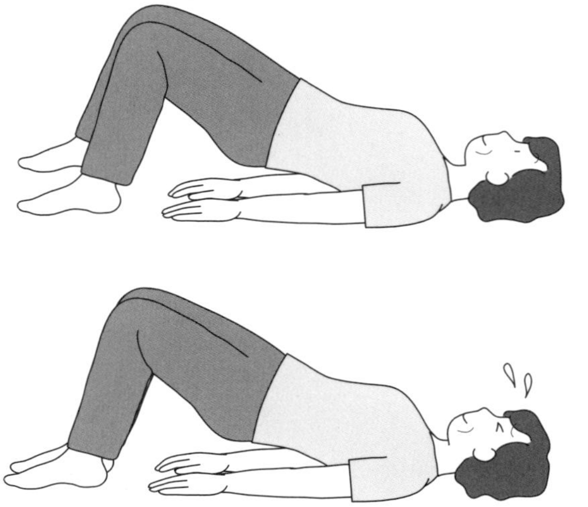

【腹筋を強くする】

工夫の仕方：回数を多くしてみましょう。

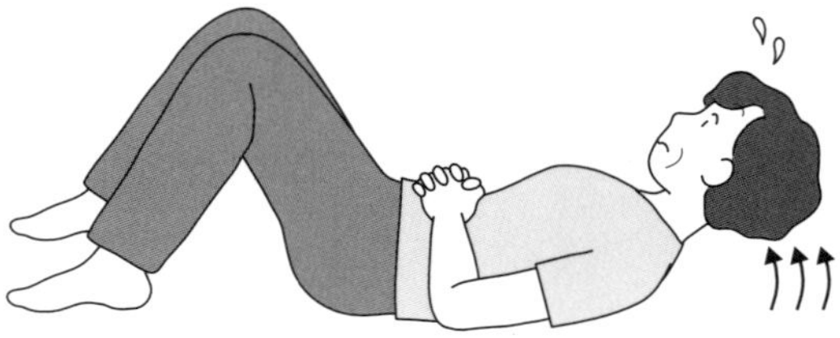

【お尻（横）のトレーニング】

工夫の仕方：足におもりをつけて行なってみましょう。おもりはスポーツ用品店でも買うことができますが、砂袋（中には米や大豆など）でも代用できます。砂袋の重さは、筋力による個人差はありますが、概ね500～1000gが目安です。

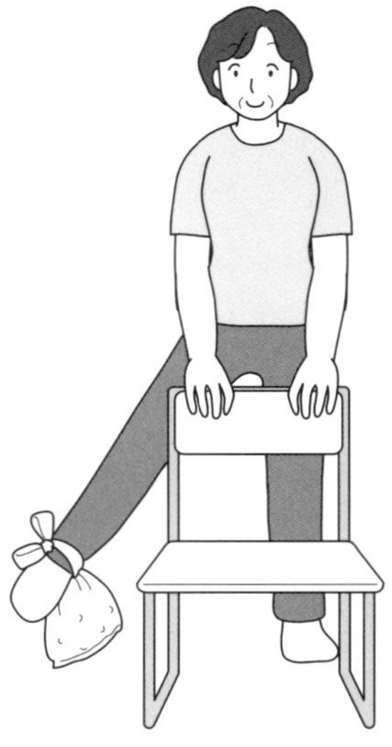

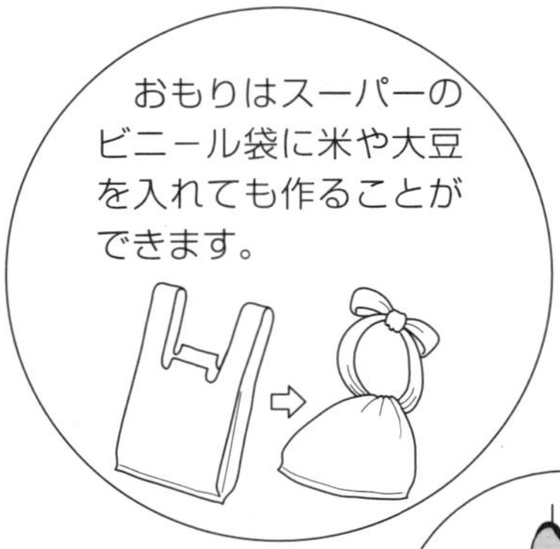

おもりはスーパーのビニール袋に米や大豆を入れても作ることができます。

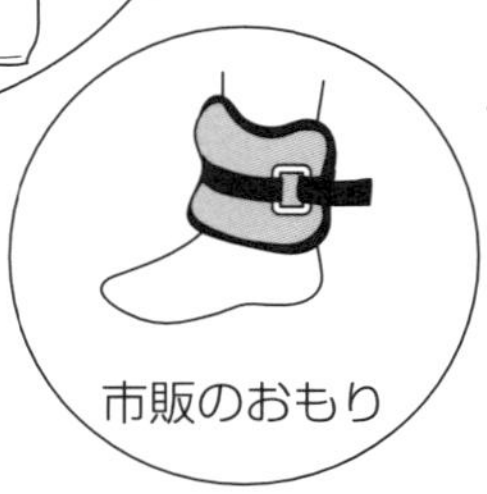

【もも（表側）のトレーニング】

工夫の仕方：足におもりをつけて行なってみましょう。砂袋の重さは、筋力に合わせて調整しましょう。

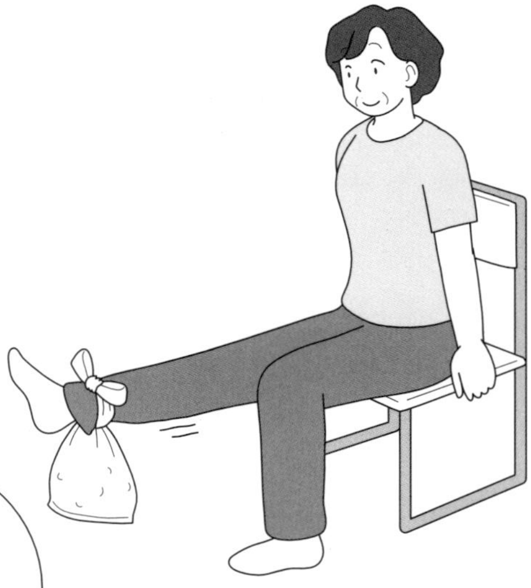

国際生命科学協会 健康推進協力センター（ILSI CHP）の協力による情報提供

第3章：余暇活動（余暇活動も栄養改善に大切）

栄養改善のためには、次の3ポイントを掲げて行動することで、「老い」を先送りすることができます。

①エンジョイライフ（楽しく生活する）
②ラーニング（学習をする）
③プロダクティビティ（生産的能力を発揮して、社会貢献をする）

「余暇活動」が食欲を増進させる！

●社会交流により促される栄養改善

高齢期は食事に対する意欲「食欲」が非常に重要な課題となります。高齢期の栄養と食生活について、正しい情報を持ち合せていても、食欲が低下していては、栄養改善は難しいものになってしまいます。

地域高齢者の食欲とライフスタイルの関係を明らかにしたデータがあります。下図「地域高齢者の食欲と『家族と一緒の食事』の関係」「地域高齢者の食欲と『ボランティア活動』の関係」は、家族と一緒の食事の有無と、ボランティア活動の有無ごとに食欲を比較しています。これは、平均年齢が72歳の自立した高齢者約900名のデータです。

家族と一緒に食事をする高齢者、そして、ボランティア活動をする高齢者の食欲は、そうでない高齢者の3倍以上であることが示されています。つまり、高齢者の食欲は、社会的な役割と交流で促されているのです。

食欲の低下を予防して体の栄養状態の改善を目指す時、社会交流を促すプログラムは欠かせません。「会食の機会を豊富につくる」など、積極的に会食・共食の機会を増やしましょう。

●家族と一緒に食事をする人やボランティア活動をする人の食欲は、しない人の3倍以上あることが分かります。

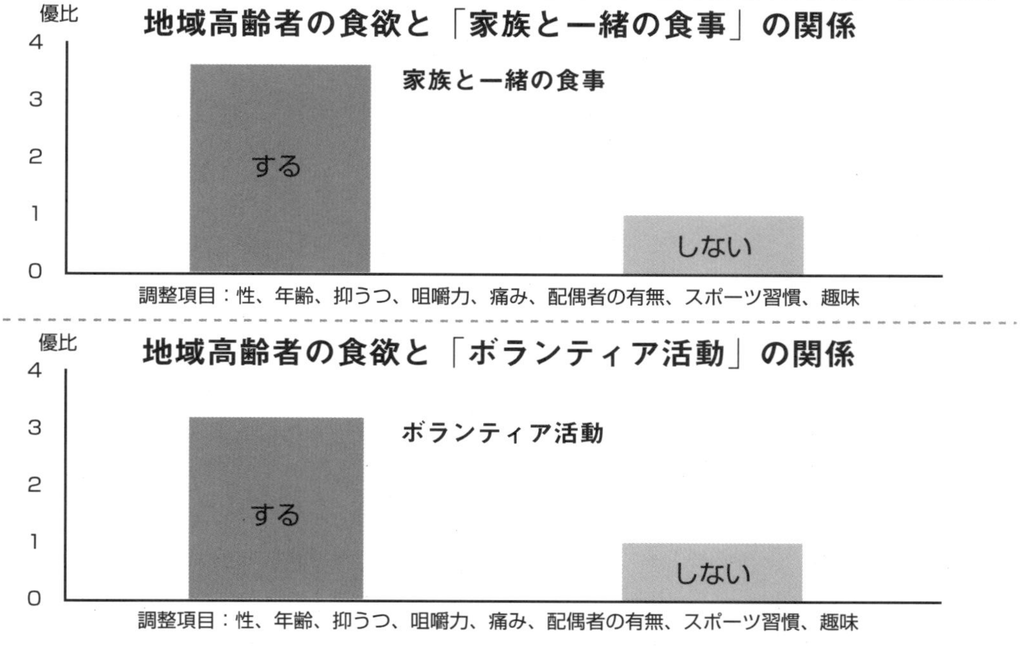

熊谷修：老化への挑戦—低栄養予防大作戦—,NHKスペシャル,65歳からの食卓,pp149-188,NHK出版,2004,東京.

（図表32）

●余暇活動は楽しい「ひととき」の自己発見から

栄養改善のために効果的に余暇活動を行なう場合、自分が最も楽しいと感じる「ひととき」とは、いったいどのような時間なのか、心の中を整理することから始めるとよいでしょう。

余暇を構成するアクティビティの多くは、結晶性の能力（一生伸び続ける知能）です。余暇活動を続けることで長く、生活の質は高く保たれるのです。

「知を促し、体を育む」。

知と体を結びつけて飽きない活動として展開させることです。

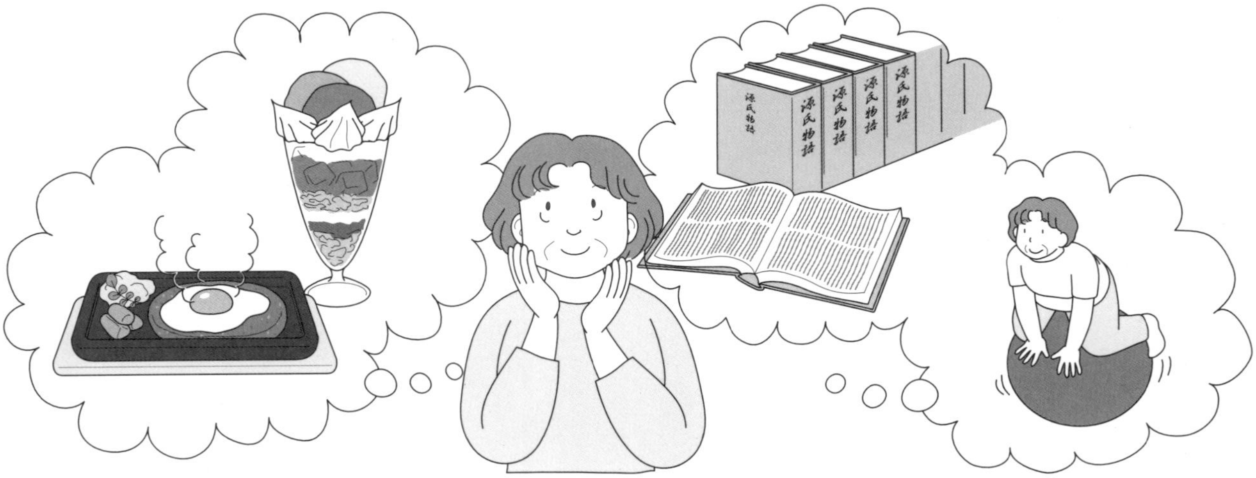

●余暇活動・創作・探索の活動と、食生活改善は意欲行動は同じ水準の能力

食生活改善の意欲行動は、ちょうど余暇活動、創作、探索の活動と同じ能力水準です（「知的能動性」、あるいは「状況対応」と言う。ロートンの生活機能の階層モデルより）。

これを具体的な行動として例に挙げてみると、「俳句を詠む」、「美術観賞」、「動植物の四季折々の写真を撮る」、「郷土史を調べる」、「フォークダンス」などとなります。

「遊び・余暇」の要素を自ら積極的に取り入れて、食生活に対する改善意欲を引き出すようにしなければなりません。

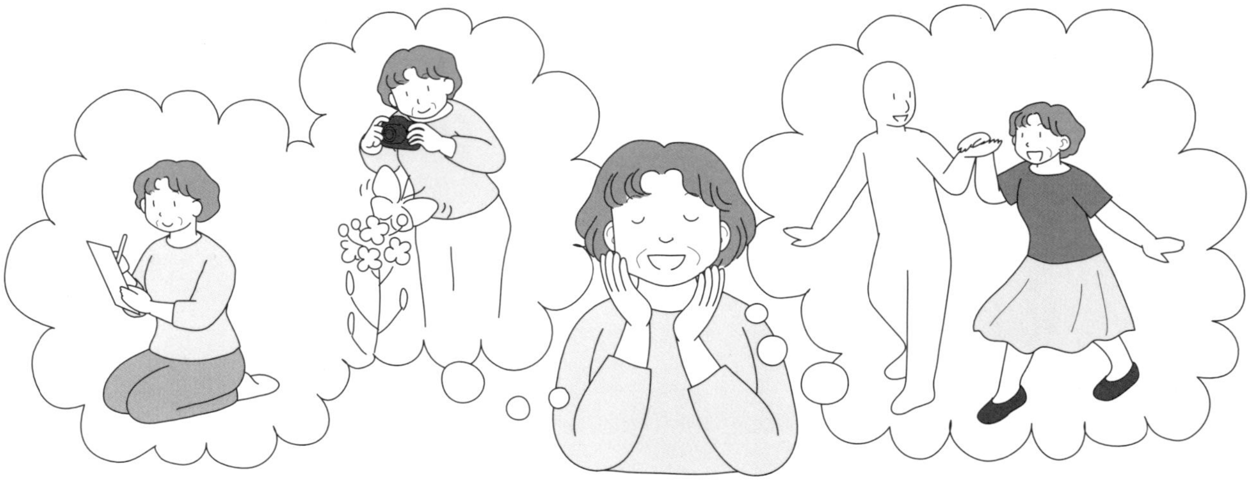

●生活習慣病予防に関する食情報は強調しない

前述の余暇活動の具体例は、いずれもかなりの活動量を伴うため、食欲も引き出されます。

高齢者の栄養改善活動には、抑制をイメージさせるカロリー計算などは必要ありません。これはかえって、食品摂取の多様性を損ね、栄養状態が悪くなる原因を作るばかりなのです。それでなくとも老化が進むにつれ活動量は減り、栄養摂取量は低下してしまうのです。必要なのは、食欲を増進させる十分な活動量なのです。

●偏った情報に執着しない

健康情報を集める際も偏らないようにしましょう。体によいとする、ある食品成分があったとします。しかし、そのような情報には必ずと言ってよいほど無効とする見解もあることを忘れてはなりません。幅広く均整のとれた健康情報の集め方を心がけましょう。

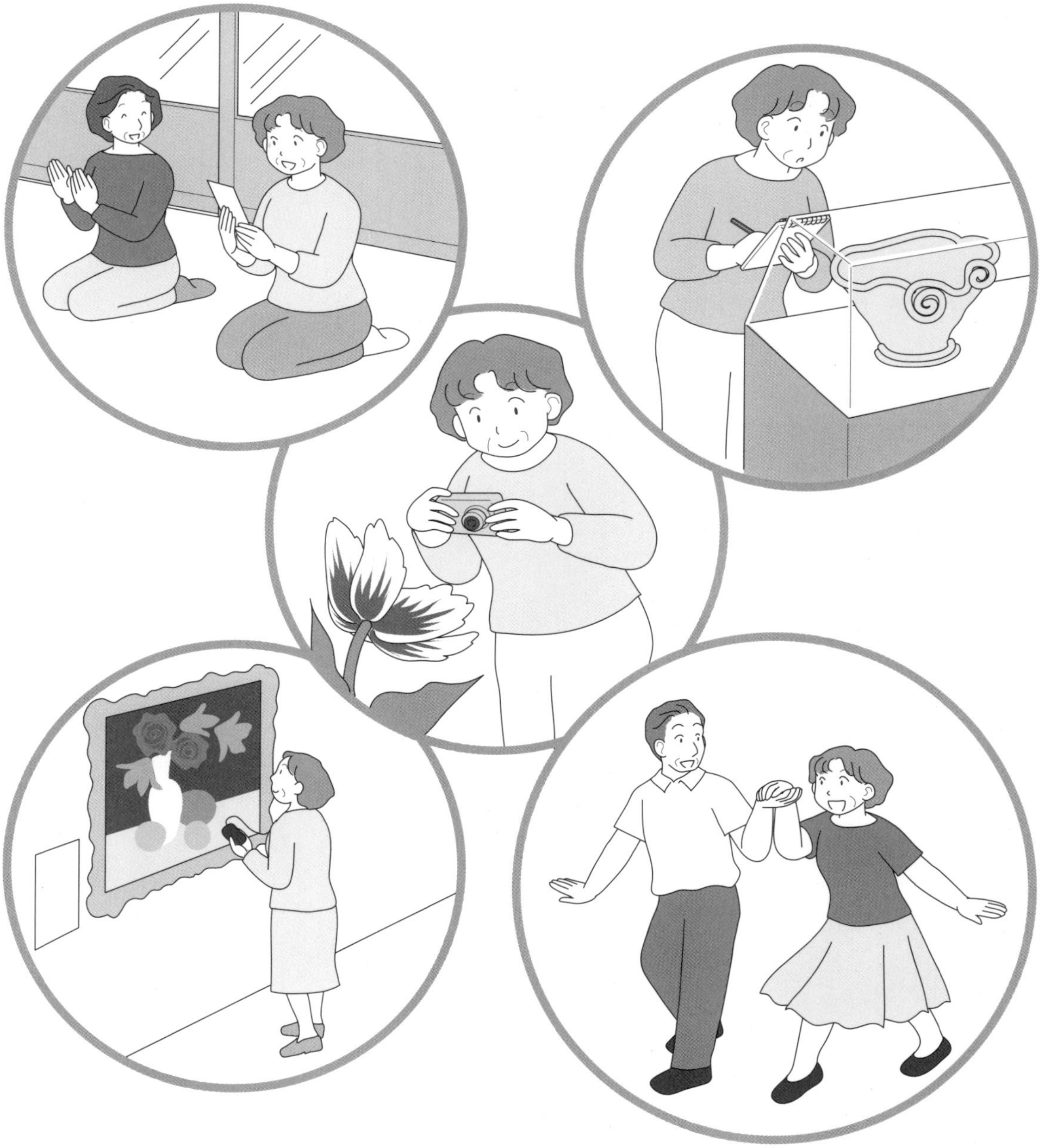

コスメチック

●化粧は自分を魅力的に見せ、心身を活動的にします

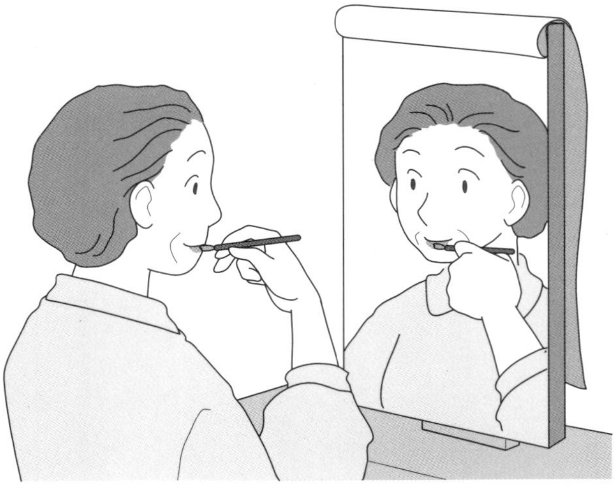

化粧をすることで、さまざまな情報に触れ、自己発見ができます。また、外出する意欲を高めてくれます。積極的な外出は、食欲の向上に繋がります。

■「美容・化粧」に関心を持つことは、心身への好影響が期待できます。

「こんな顔じゃ人に会えない」というネガティブシンキングから抜け出し、積極的に人の輪に入っていこうとする意欲に繋がるのです。化粧をしたんだから、その他のおしゃれにも、と服装・アクセサリ等にも思いが膨らみ、「外」への思考が活動的なエンジョイライフへと結びつきます。

女性はもとより男性の場合も、化粧とまではいかなくても、床屋に行った後、お気に入りのスーツを着た時等は、よい気分になるものです。時には、思いきりおしゃれをして出かけてみましょう。以前から行ってみたいと思っていた所に出かけ、また青春時代の初恋を思い出すなどもよいでしょう。心を動かし、体を動かしていくことが、「意欲」や「食への興味」にも繋がります。

心が「ときめく」機会を見つけだしましょう。

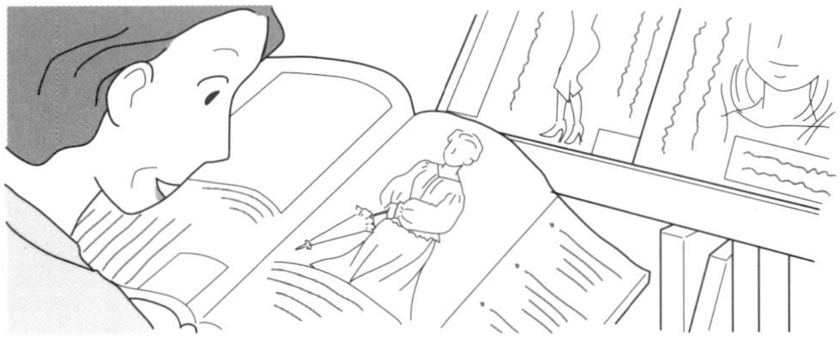

数多くあるファッション雑誌など、興味がどんどん外に向けて広がっていく。

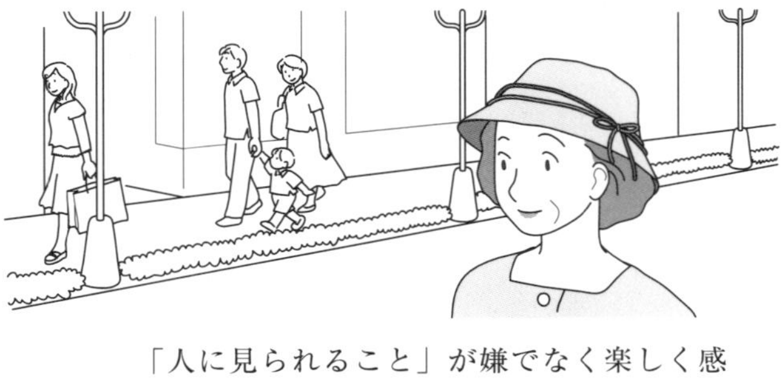

「人に見られること」が嫌でなく楽しく感じられると、外出も楽しくなります。

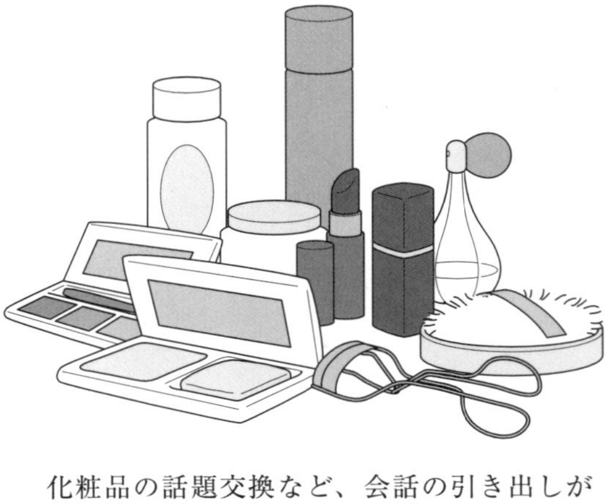

化粧品の話題交換など、会話の引き出しが増え、生活がより豊かになっていきます。

レジャー・スポーツ・文化・芸術

●家の外には、興味を引く娯楽がたくさんある

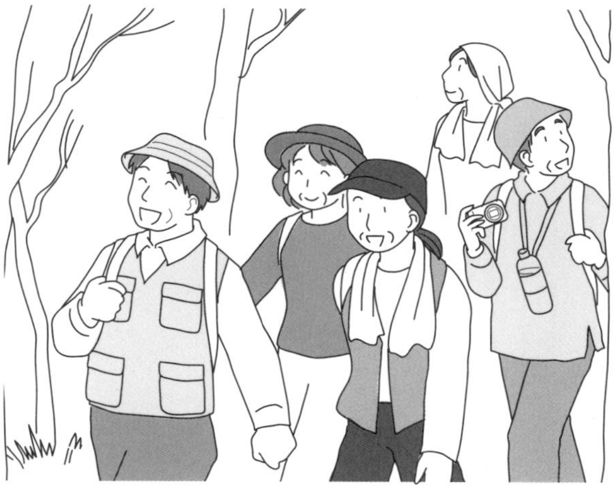

家の外へ一歩出てみましょう。あなたの興味を刺激する、たくさんの情報や事柄が満ちあふれています。友人・仲間を誘って、近所に、そして遠くまで足を運んでみましょう。

■興味があるもの、趣味として長く続けてきたものが必ずあるはずです。
いつまでも地域の中で行ない続けられるよう、新たなる活動の場の発見も大切です。
自分の趣味を発表する中で、趣味の共有が生まれ、活動的な生活がさらに膨らむかもしれません。

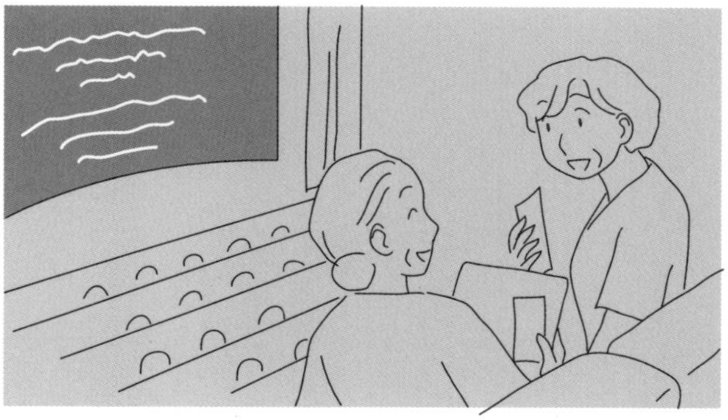

高齢者を取り巻くサービスとしては、「シニア割引を設定している施設利用（映画館、コンサートホール、演劇会場、ミュージカルホール、スキー場、など）」「公営交通機関・ガイドウェイバスなどの利用」「レジャー施設などの利用料金を無料または割引」など、たくさんあります。

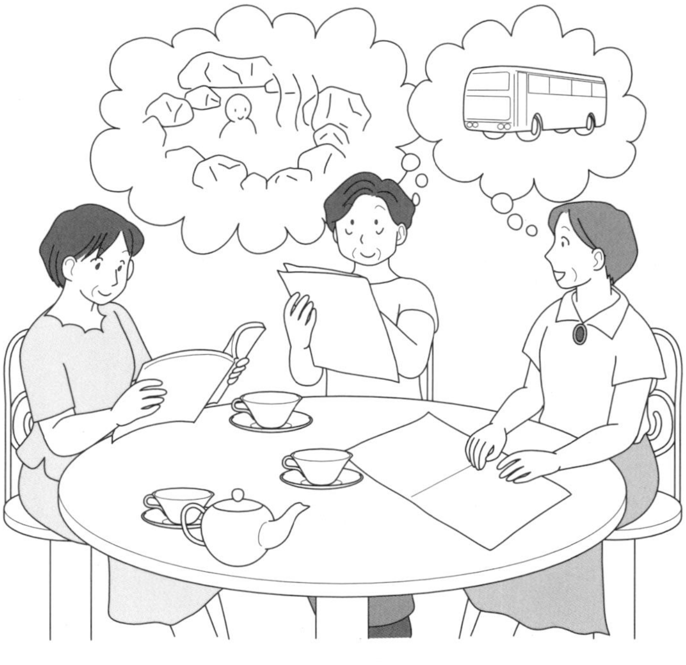

友人・仲間と旅行（日帰り温泉ツアー、など）プランを立てるのも楽しいものです。

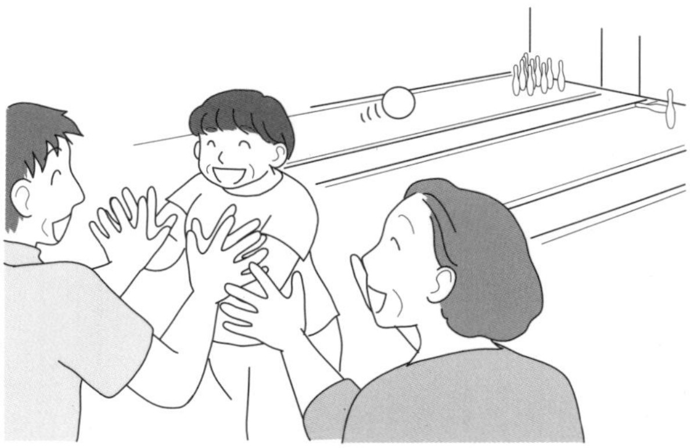

スポーツなどにも積極的に関わりましょう。

新しく得た学習情報を友人に伝える

●どんなものにも積極的に、自分の中の“知”を育む

■人間には“知への欲求”が少なからずあります。この意欲を維持し続けることが大切です。

まず環境から入ってみてはどうでしょうか。図書館にグループで足を運び、どんなものがあるのかひととおり見学した後、「面白い！」と感じたコーナーで本を読む、視聴覚資料を見る・聴く、というようなことをしてみるのもよいでしょう。

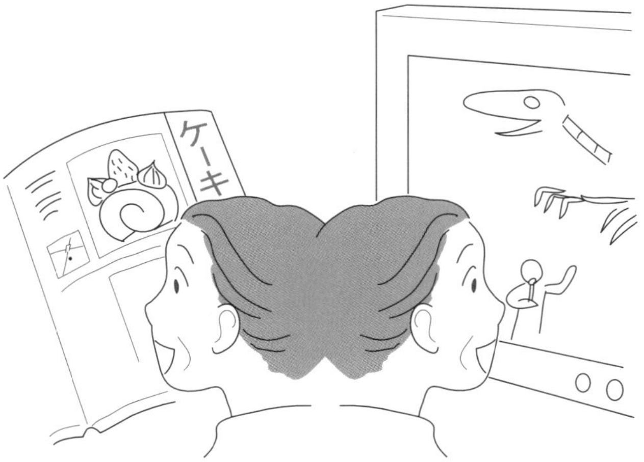

どんなことでも、人に教えたい情報があったら伝えるようにしましょう。人との交流が増え、視野が外へ向き、世界観が広がっていきます。

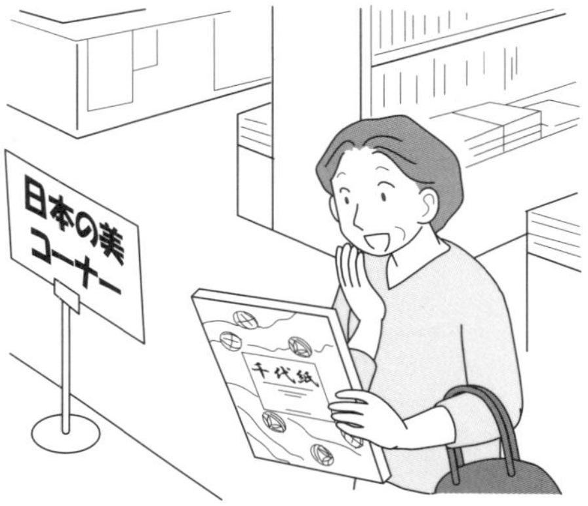

知識情報はいたるところに存在します。今まで知らなかったことに、一歩足を踏み出す勇気が大切です。

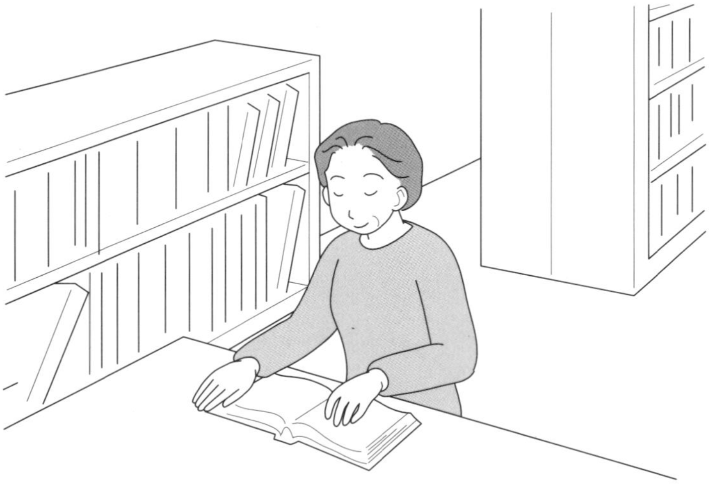

図書館や博物館などは、知の宝庫です。近所を見回してみると意外とたくさんあります。

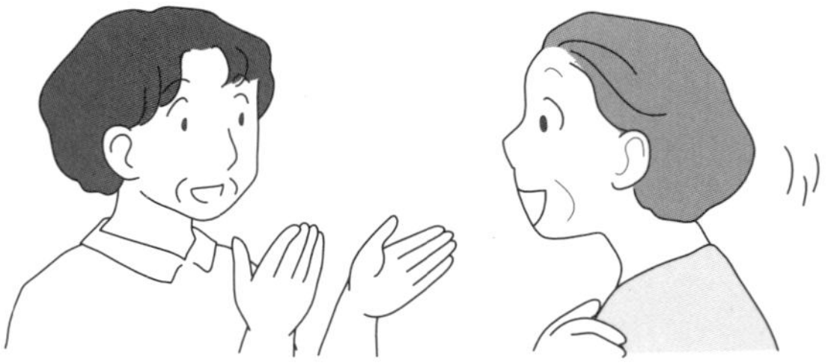

さまざまなメディアに接すること、関心のある人の話を聞くことなどは、知識を広げる効果的な方法です。コミュニケーション能力が磨かれます。

※新しく得た情報は必ず家族・友人に伝えることです。インプットされた情報は、アウトプットすることで記憶され、さらに磨かれた情報となっていきます。

郷土史

●自分の街には、まだまだ知らない歴史や新しい発見がたくさん眠っている

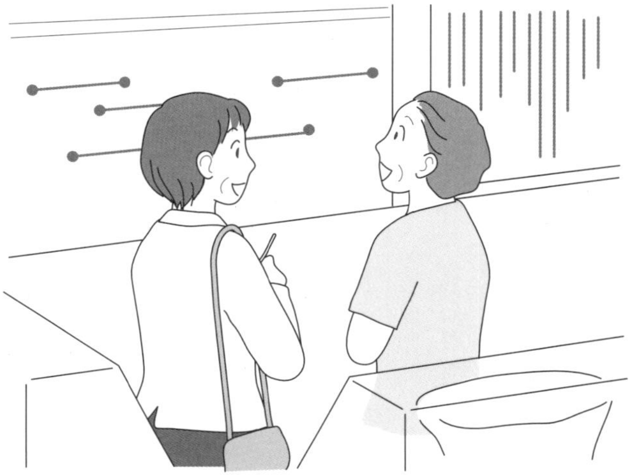

友人・仲間と資料館などへ足を運び、自分の街の郷土史を作ってみるなどもよいでしょう。

■自分の住む街について知り、愛着を持つことは、次の行動に繋がることが期待できます。身近な地域の歴史に好奇心を持つことで、すぐ手の届く「外」への関心が増すのです。「今まで何気なく通り過ぎていた神社が、有名な史実に関係の深いところだったんだなぁ、他にもいわれのある場所が近所にあるのかもしれない」といったように、好奇心が広がっていくのです。

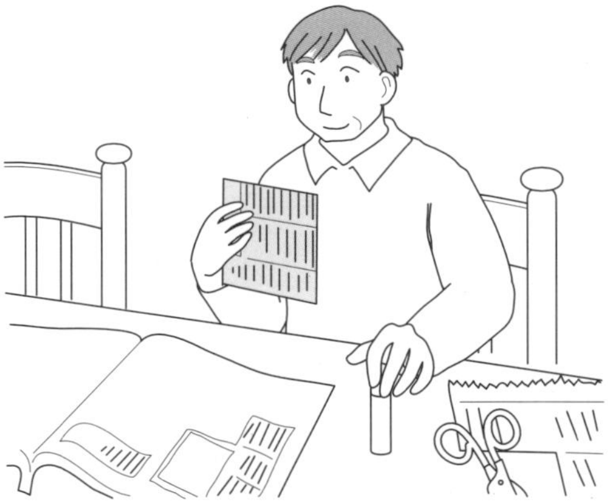

自分の街の郷土史に関係のある、新聞などのスクラップブックを作ってみると、情報を整理しやすいでしょう。

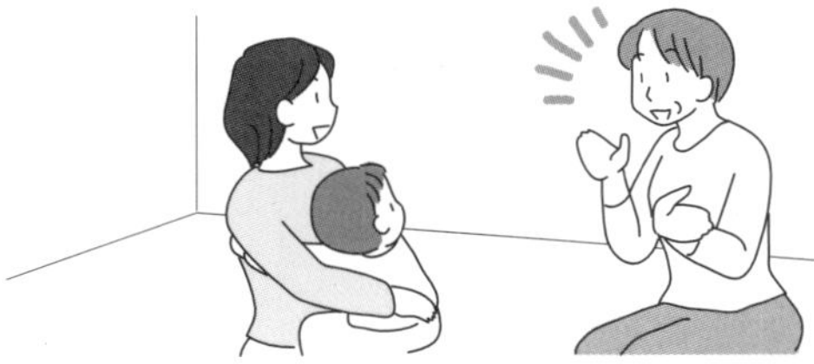

子どもや孫に自分が学んだ郷土について伝えてみましょう。世代間交流など、それが生きがいの一つに繋がるかもしれません。

家庭内だけで過ごすことが多い高齢者は栄養低下を招きやすい

「よく行っていた趣味の会に最近行かなくなった」、こんなことが出てきていませんか？　この変化は日常生活の活動量が少なくなることを示しています。身体活動量の低下は骨格筋肉総量を減少させます。加齢に伴う血清アルブミン値の低下には、身体筋肉量の減少も反映されています。低栄養予防には適度な運動や余暇活動が欠かせないのです。食生活とアクティブライフは相乗効果をもたらします。それは、たとえ散歩の習慣をつけるだけでも効果がみえるものなのです。

「高齢夫婦」世帯も低栄養リスクがある

これまで、高齢者の栄養状態を低下させる生活環境として、1人暮らし高齢者ばかりに目が向いていました。しかし最近の研究から、高齢夫婦世帯の高齢者もほぼ同じ程度のリスクがあることが明らかになりました。高齢者の栄養問題は深刻さを増しています。世代間の交流の大切さを再認識する必要があります。

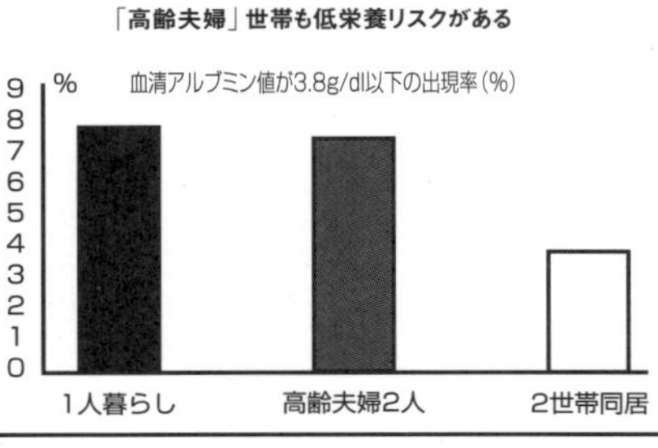

金融経済

●お金を管理する意欲を、いつまでも持ち続ける

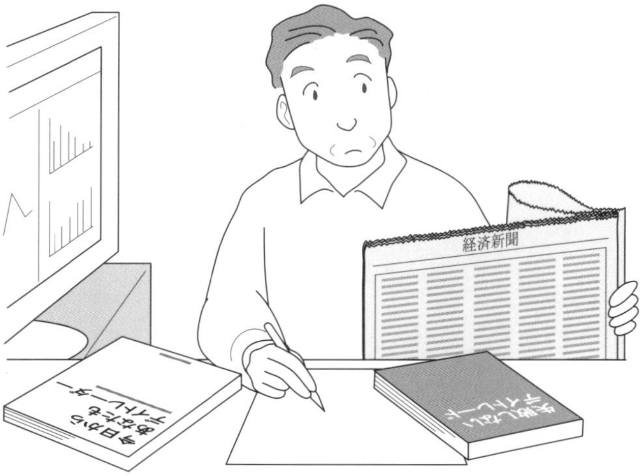

世界経済を勉強し、株式投資に関心を持つ！
これまで目に止まらなかった経済欄など、
さらに見識が広がります。

■長い老後を過ごすうえで、経済コストは気になるところです。
世界の経済に目を向け、金融に関心を持つ。このアクションは知を育むことに加え、自らの経済基盤を確認するよい機会になります。
「期待している企業に投資して配当を楽しみにする」。このような行動は公器としての企業を育て、社会の成熟に貢献することに繋がります。
お金の管理を誰かに任せてはなりません。年金は自らの人生資産なのです。
高齢期では、体の健康状態の良否は経済問題に直結します。医療費が大きく変動するからです。
高齢期は経済基盤を安定させるうえでも、老化の先送りが最優先課題となります。

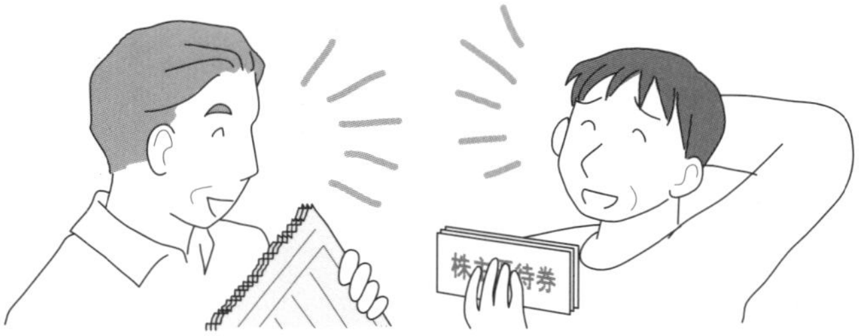

経済情報を通じて、仲間やまわりの人と共通の話題ができ、人との会話が飛躍的に増えるかもしれません。

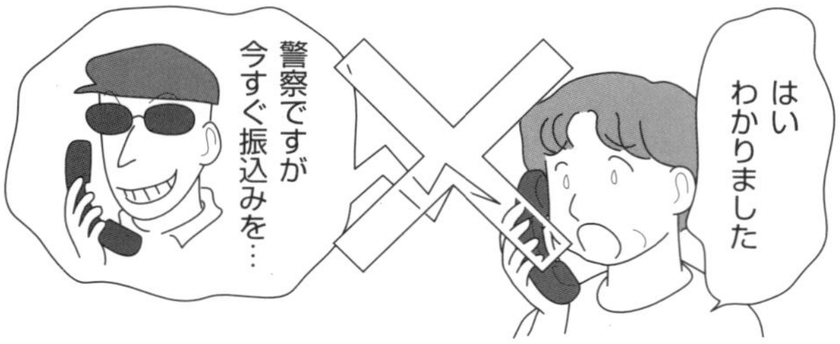

振り込め詐欺に引っ掛からないための情報なども、新聞・雑誌などさまざまな媒体で掲載されています。併せて情報収集を行ないましょう。

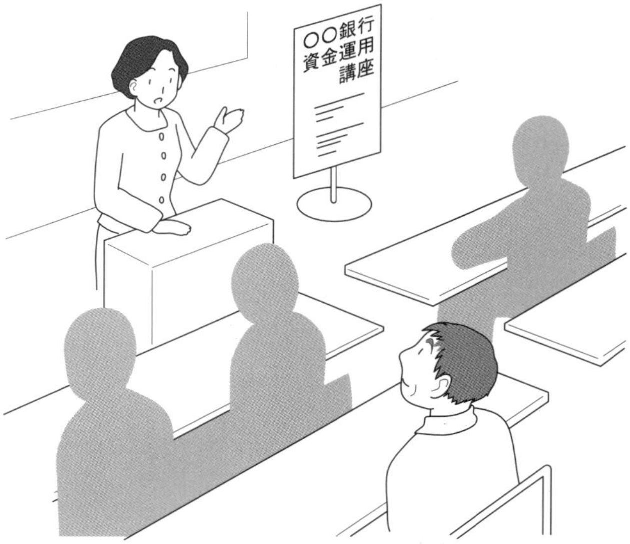

資産運用、相続、土地の売買講座などを開催してみるのもよい経験になるでしょう。それが新たな知への欲求を生み出してくれるかもしれません。

時事問題

●時事問題を把握することで、社会への参加意識が飛躍的に高まる

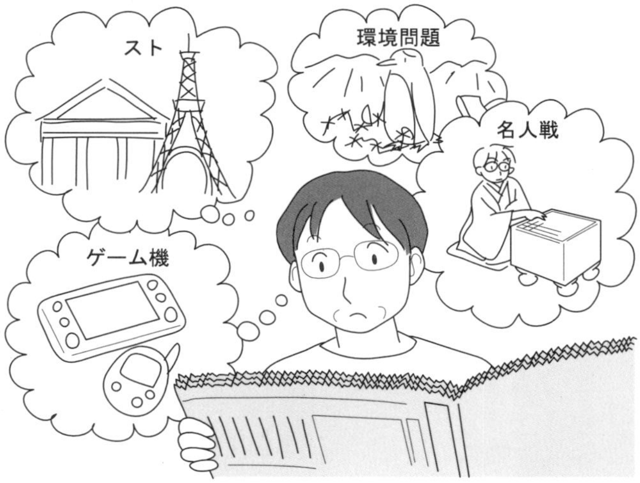

新聞などのメディアから時事問題の情報を得ることで、自分の視野が広がり、社会への参加意識が強くなります。世界を近くに感じることができるでしょう。

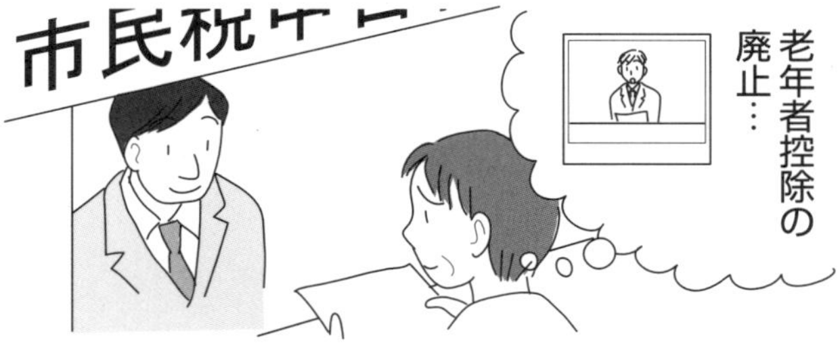

税金の問題など、最近のニュースを押さえておくことで、市役所などで余計なストレスを感じることが少なくなると期待できます。

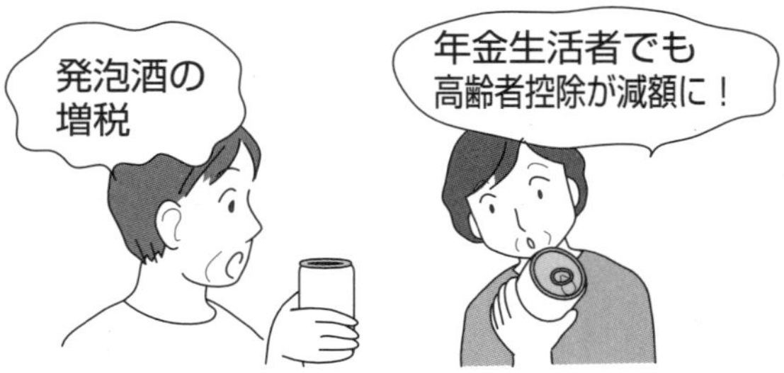

時事問題を調べてきて、仲間うちでレポートを作るなども面白い経験になるでしょう。

■国際情勢など、見識を広げ探究することは、自分の生活圏を拡大させ、社会交流を促します。
老化に伴う栄養改善に直結しています。

時事問題に精通することによる利点

例えば、スーパーで品物が急に値上げされていたとしても、「なぜこうなったか」など、時事問題から原因を結びつけることができるでしょう（「原油価格の高騰がインフレを招く」など）。それが社会との一体感を生み、さらに自分の視野を広げることに繋がります。

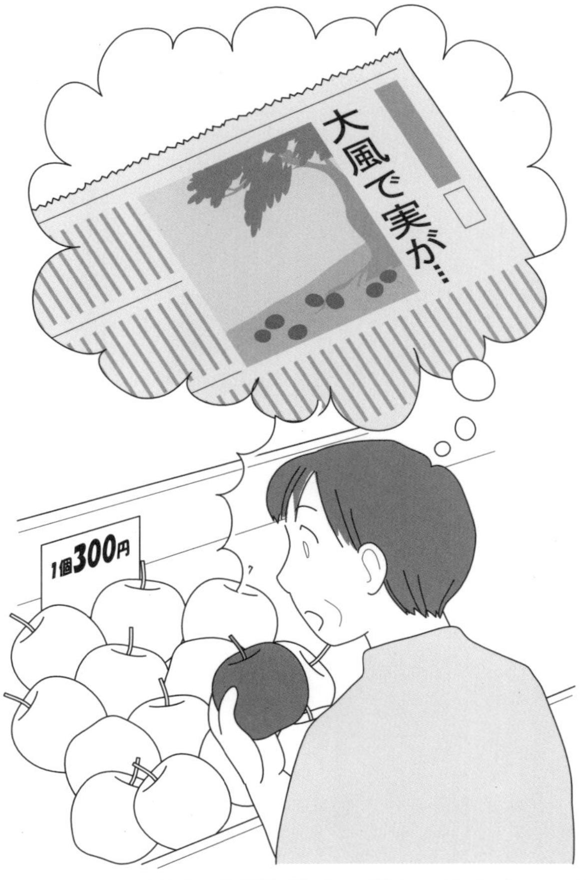

③ プロダクティビティ（生産的能力を発揮して、社会貢献をする）

ボランティア活動

●自分の能力をボランティア活動で生かし、生きがいに結びつける

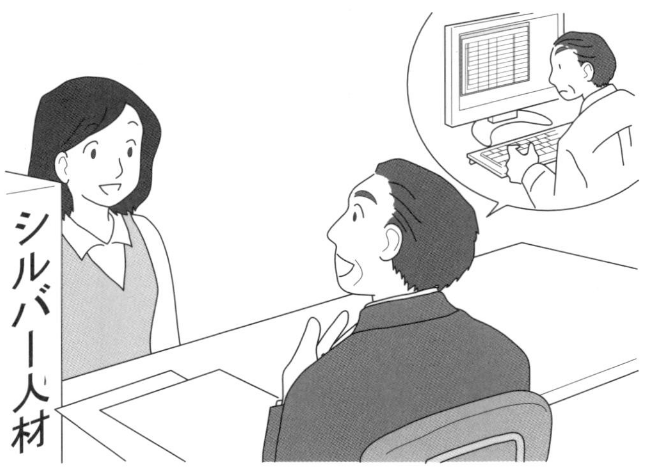

シルバー人材センターなど、高齢者の技術を求めている場所は少なくありません。ぜひ一度訪れてみてください。

■「人は誰かの役に立っていると実感できる時が、生きがいを感じる時だ」と言われています。誰かに喜ばれる、世のため人のためになることに取り組んでいるという誇りは、“生きる自信”を生み出します。すなわち、主観的健康感（自分なりのものさしで評価する健康度）を高めるのです。様々なボランティア活動への案内を集めて紹介してみるのもよいでしょう。

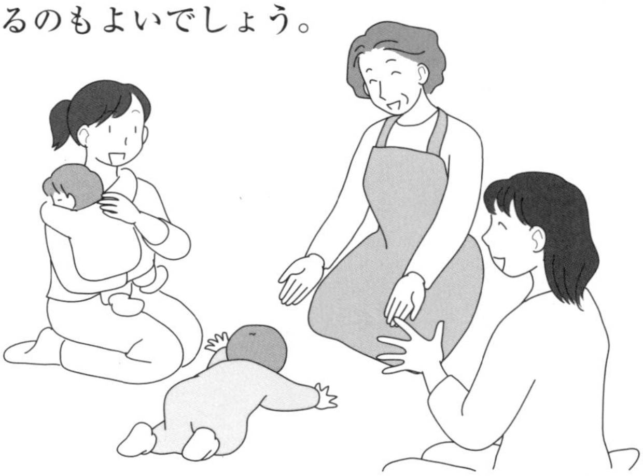

地域の育児ボランティアサークルでは、子どもをみてくれる人や子育ての相談にのってくれる人を求めています。子どもに興味はお持ちですか？

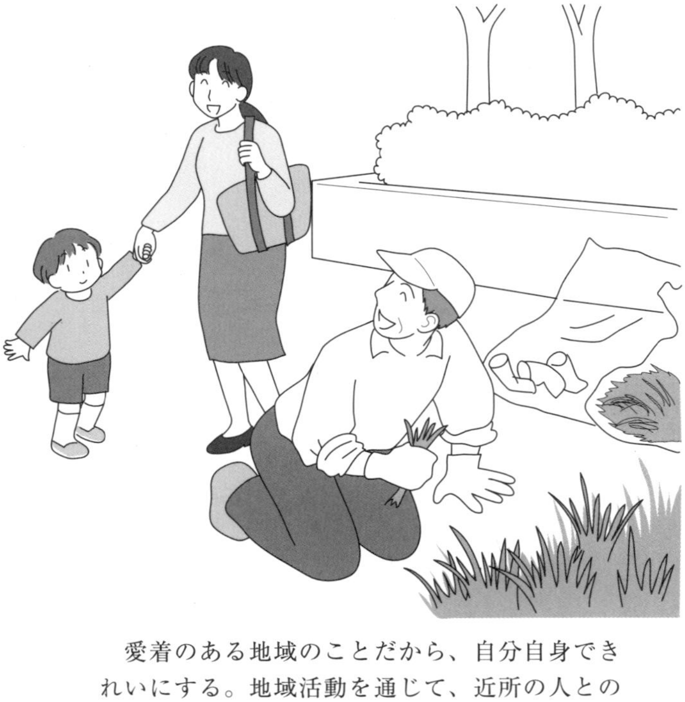

愛着のある地域のことだから、自分自身できれいにする。地域活動を通じて、近所の人との新しい交流が生まれるかもしれません。

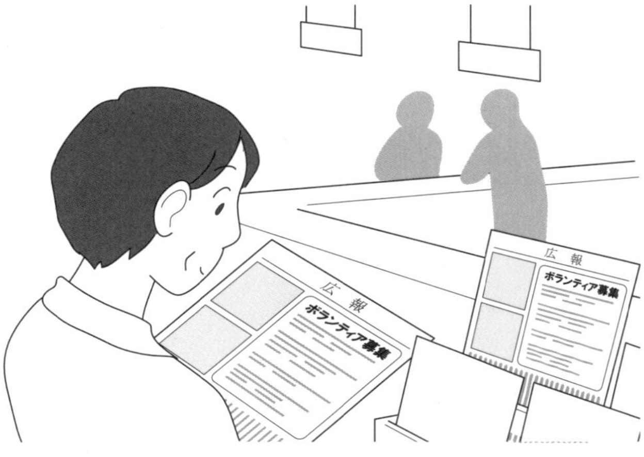

ボランティア活動は、市の広報紙などで募集しています。

NPO活動

●NPO活動に参加して、社会と深く関わる

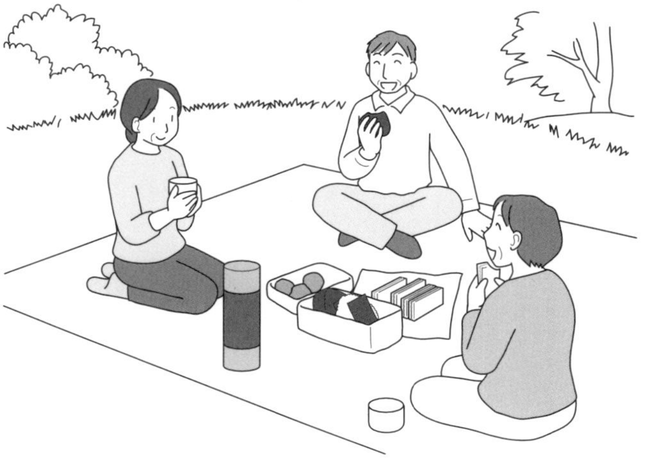

家の外へ出てみましょう。NPO活動など、社会貢献活動に身を投じている高齢者の方が少なくありません。社会貢献活動は、ひいては自分の生きがいに繋がるはずです。

■高齢者の方には、社会への義憤をお持ちの方も多くいます。「このままではいけない」と感じておられる方々です。その思いを膨らませてブログ（ウェブログ：日記型ホームページ）やホームページを開設したり、広く仲間を募り組織化していく、そのきっかけになるようなアクティビティを考えてみましょう。
どんなNPO団体があるのか、みなさんで調べるのも一案でしょう。

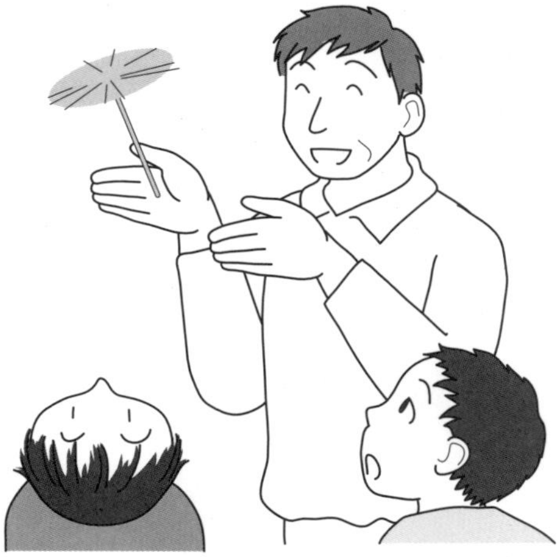

NPO団体は日本中にさまざまあります。また、世界へ目を向けると、世界規模のNPO活動もあります。社会貢献が、自身の活動の大きな糧になるでしょう。

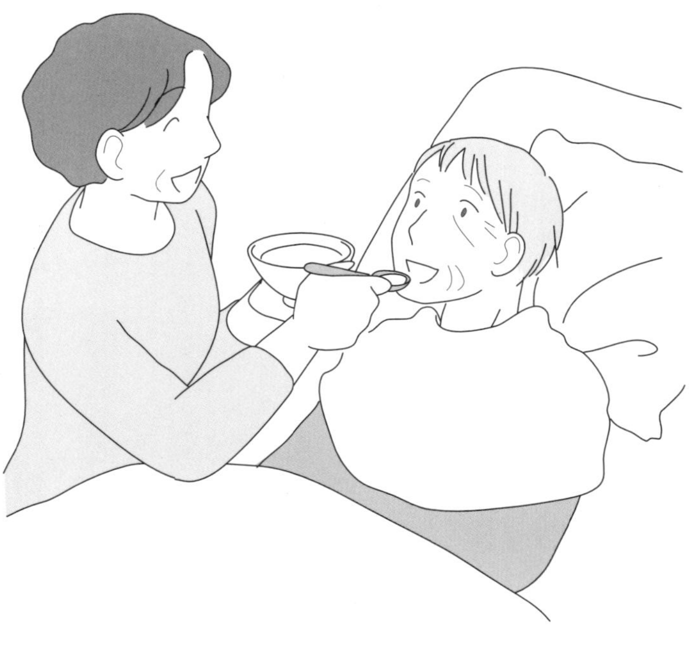

NPO団体を自分たちで結成することで、活躍の場を生み出すことが可能です。

NPOとは?

市民が主体となり、社会的活動を行なうコミュニティベースの「民間非営利団体」のことです。「ミッション志向」「市民参加」といった特徴が挙げられます。法人設立手続きが簡素なのも大きな特徴です。

付録① 栄養改善のポイント

■ここで、これまでの1章から3章までを振り返って、「栄養改善」についてまとめてみましょう。このP76・77で、「栄養改善」についての全体像を見渡すことができます。

低栄養になる原因

みなさんは、下のような生活をしていませんか？　普段の生活の中に「低栄養」の原因が隠れているのです。

偏った食生活

「肉を食べない」「決まったものしか食べない」「好きなものだけを食べる」などといった偏った食生活は、低栄養の大きな原因になります。

また、お腹がすいていない、用意するのが面倒、といった理由で食事を抜いてしまう「欠食」や、極端な食事制限も栄養状態を悪化させます。

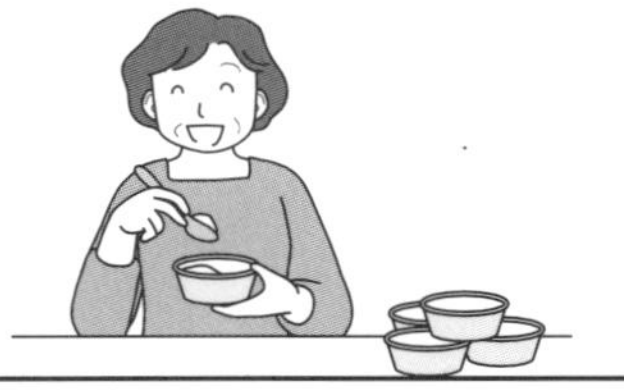

メリハリがなく動かない生活

独居していたり夫婦だけで暮らしていると、生活が単調になりがちです。家族や友人と交流を持ち、積極的に外出してからだを動かす人は、低栄養になりにくいことが分かっています。閉じこもりにならないよう注意しましょう。

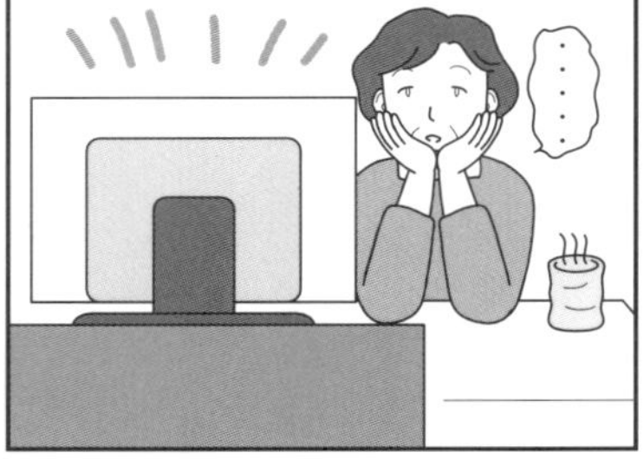

お口のお手入れ不足

合わなくなった義歯を使っていたり、歯周病やむし歯を放置していたりすると、食事を摂りづらくなります。定期的に歯科で点検しましょう。

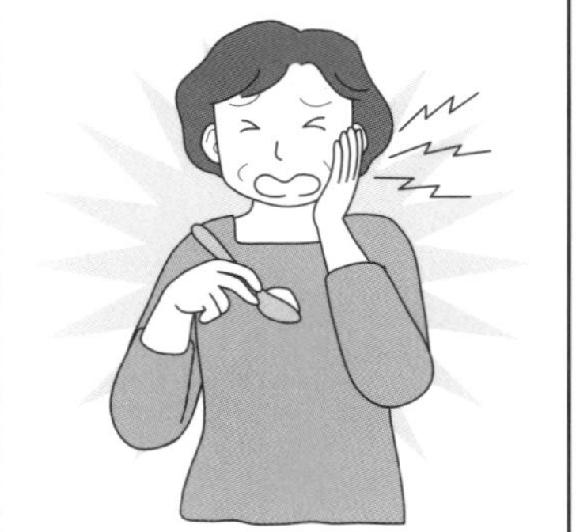

これらが低栄養を招きます。
低栄養になると…

低栄養になるとどうなる!?

低栄養になると、血中のアルブミン（タンパク質の一種）の値が低くなり、まず体重の減少としてあらわれます。

このような状態になると体の老化が加速します。一度、低栄養状態に陥ると、その改善は非常に難しくなります。低栄養状態に陥る前に芽をつむのが何より大切です。

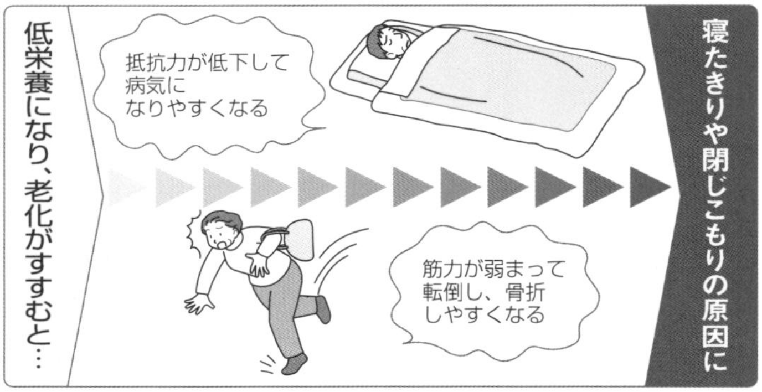
低栄養になり、老化がすすむと…
抵抗力が低下して病気になりやすくなる
筋力が弱まって転倒し、骨折しやすくなる
寝たきりや閉じこもりの原因に

■低栄養を、具体的にどのようにして予防すればよいのでしょうか。
それらを、下に3つのポイントとしてまとめました。

低栄養を防ぐ（栄養改善）ポイント①「多様な食品を摂取する」

●「たくさん」より「まんべんなく」食べる！

70歳を超えたら、生活習慣病の予防より老化を遅らせる食生活を心がけましょう。コレステロールやエネルギーを気にするあまり、野菜と魚介類ばかり食べるのは逆効果です。

さまざまな食品群を摂り入れることが、寝たきり予防に繋がることが分かっています。

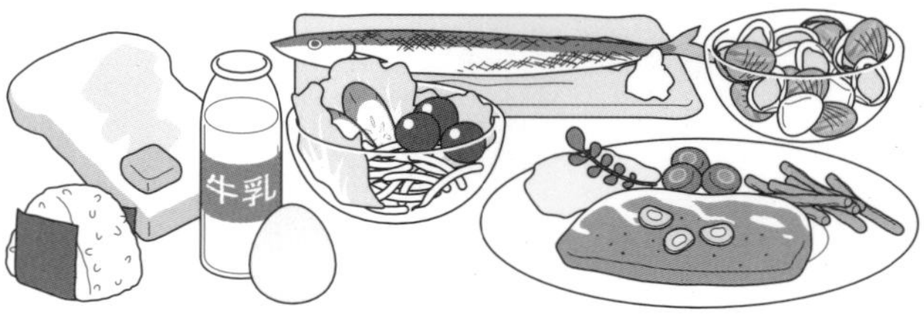

※「食・栄養・食事のポイント」について、第1章（P17～54）で詳しく説明しています。参考にしてください。

低栄養を防ぐ（栄養改善）ポイント②「習慣的な運動」

●運動習慣を身につける！

1日1回、10分程度の運動を習慣づけましょう。運動習慣のある人は、ない人にくらべて「老化」が緩やかになることが、さまざまな研究により分かっています。

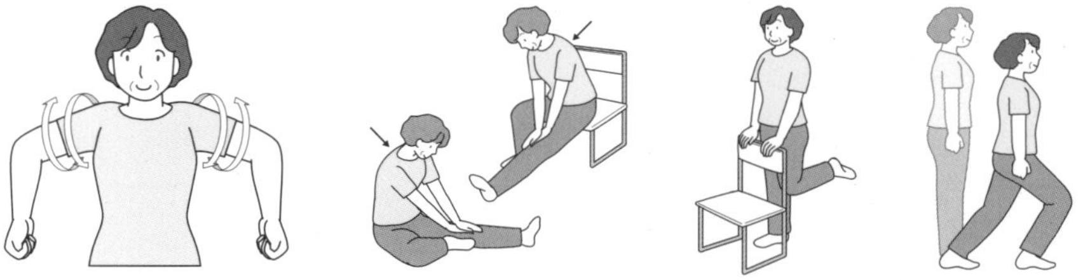

※「運動のポイント」について、第2章（P55～64）で詳しく説明しています。参考にしてください。

低栄養を防ぐ（栄養改善）ポイント③「知を育む活動的生活」

●「活動的な毎日」を送ろう！

変化のない生活は栄養状態を悪化させます。できるかぎり人と触れあい、前向きな生活を送るように心がけましょう。生活を活動的にするポイントは次の3点です。①エンジョイライフ（楽しく生活する）、②ラーニング（学習をする）、③プロダクティビティ（生産的能力を発揮して、社会貢献をする）

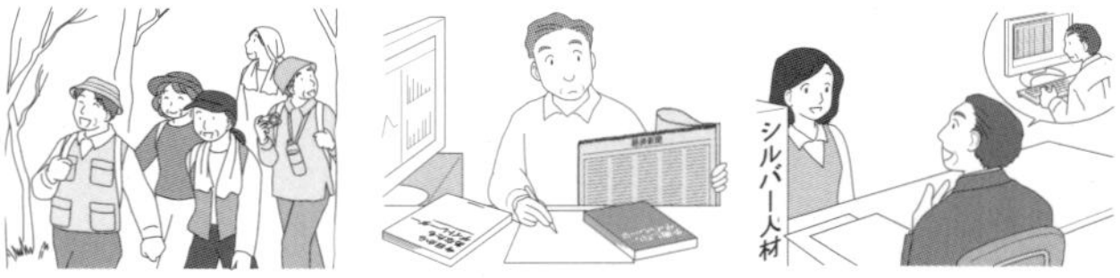

※「活動的生活のポイント」について、第3章（P65～75）で詳しく説明しています。参考にしてください。

付録② 元気で長生きするための「一週間メニュー：食事」記入シート

ここに、元気で長生きするための「一週間のメニュー（食事）」の記入シートを用意しました。これまでの自分の食事で見直すポイントを整理して、メニューを考えてみましょう。

	朝食	昼食	夕食	間食
月				
火				
水				
木				
金				
土				
日				

熊谷修監修：「老化を防ぐ食生活」（新企画出版）より改変

付録③ 元気で長生きするための「一週間メニュー:運動・余暇活動・趣味」記入シート

ここに、元気で長生きするための「一週間のメニュー(運動・余暇活動・趣味)」の記入シートを用意しました。運動や余暇活動・趣味などを、欄内に何でも書き込みましょう。食生活活動量が少ない静かな生活を送っていないか確認してみてください。

	活動記録（運動など）	生活記録（余暇活動・趣味など）
月		
火		
水		
木		
金		
土		
日		

低栄養予防ハンドブック（地域ケア政策ネットワーク）より改変

監修

財団法人 東京都高齢者研究・福祉振興財団

高齢者医療及び福祉の向上と、利用者本位の“開かれた福祉”の実現に貢献することを目的として設立された。

福祉情報の総合的な提供及び広報・普及啓発活動として、福祉関連出版物を多数発行している。

著者

人間総合科学大学 人間科学部 健康栄養学科 教授

熊谷　修（クマガイ シュウ）

東京農業大学農学部卒業。埼玉県戸田市立健康管理センターにて15年間、糖尿病・高脂血症・高血圧症などの食事療法介入プログラム開発研究に従事。平成5年より東京都老人総合研究所地域保健研究グループ研究員。厚生労働省介護予防サービス市町村モデル事業支援委員会委員（歴任）。2005年より現職。わが国初の老化予防に有効な高齢者の食生活指針を発表。

主な著書：「健康長寿をめざして　老化を防ぐ食生活」（新企画出版社）、「低栄養予防ハンドブック」（地域ケア政策ネットワーク、厚生労働省）、「実践！軽肥満&高コレステロールのすすめ」（かんき出版）他、共著多数。

協力

国際生命科学協会 健康推進協力センター（ILSI CHP）

ビジュアル版 介護予防マニュアル 4

楽しく続ける

栄養改善のアクティビティ

2006年 8月　初版発行

監　修　財団法人 東京都高齢者研究・福祉振興財団

著　者　熊谷　修

発行人　岡本　健

発行所　ひかりのくに株式会社

〒543-0001　大阪市天王寺区上本町3-2-14　郵便振替00920-2-118855　TEL06-6768-1155

〒175-0082　東京都板橋区高島平6-1-1　郵便振替 00150-0-30666　TEL03-3979-3112

ホームページアドレス　http://www.hikarinokuni.co.jp

印刷所　凸版印刷株式会社

Printed in Japan

ISBN4-564-43064-5 C3036

NDC369.263　80p　26×21cm